腸ストレス」を取り去る習慣

松生恒夫

青春新書
INTELLIGENCE

「腸ストレス」を取り去る習慣　目次

3章　「ただの便秘…」「ストレスによる下痢…」に潜む危険　57

4章 腸がよくなるだけで、脳も体もこんなに元気に！ 87

5章 腸のリズムを整える食べ物&食べ方 113

6章 腸ストレスに効く生活習慣と補助療法

終章 便秘外来、大腸内視鏡検査を受けるなら… 181

編集協力／狩生聖子
レシピ協力／横塚美穂
本文イラスト／中川原透
本文ＤＴＰ／ライトサプライ

1章

脳より怖い「腸のストレス」

日本人の腸の傾向が変わってきた

この30年ほど、日本人の腸がこれまでにないほどにストレスにさらされています。私は大腸内視鏡検査の専門医として、これまでに3万人以上もの患者さんの腸を見てきました。こうした中、日本人の腸に大きな異変が起きていることを実感するようになったのです。

象徴的なのが大腸がんです。それまで日本人には珍しいがんでしたが、これを大腸内視鏡検査で目にする機会が増えました。

統計上では１９８０年頃から大腸がんの罹患率が高くなり始めています。それまで日本人に多いがんとされていた胃がんの死亡率は減少傾向にあります。対して、大腸がんによる死亡数は１９５５年には男性２０７９人、女性２１６０人だったのが、２００６年には男性が２万２３８０人、女性１万８６５３人と、この半世紀で約10倍に増加しました。

現在、女性がかかるがんでは03年から死因の第1位、男性でも3位と上位に位置します。国立がんセンターの予測で、以前から将来的には大腸がんがトップになるだろうと予想はされていましたが、予想よりもはるかに速いスピードだったといえるのです。

大腸がんは高齢者の病気と思われていますが、実は働き盛りの世代にも多い病気であり、40代に入ると急増します。私が以前勤務していた横浜の松島病院大腸肛門病センターで、524人の早期大腸がん患者さんの年齢構成を調査してみたことがあります。その結果、30〜39歳までの群では2・5％だったのが、40〜49歳では12・8％と、患者さんの比率が飛躍的に高くなっていました。

大腸内視鏡検査を中心とする「日本消化器がん検診学会」の全国調査（平成17年）の結果も、40歳代以降の大腸がんが増えつつある現状を示唆しています。さらに大腸検診による大腸がん発見率は35〜39歳の群と40〜44歳の群とで、やはり約2倍、異なるのです（もちろん、検診を受ける数自体が若い35〜39歳の群に比べ、40歳〜44歳のほうが圧倒的に多いので、これががんの発見率に影響している面もあります）。

また、若い20代の女性から、早期の大腸がんが見つかる例もあります。

私のクリニックに来たある女性は、最初、「便秘の悩み」で受診してきたのです。便秘だからといって大腸がんがあるとは限りませんが、治療にあたって、背景に大きな病気がないかどうかを確認します。そこで大腸内視鏡検査を行ったところ、早期大腸がんが見つかったのです。

早期ですから自覚症状はありません。便秘とは無関係のもので、偶然に見つかったといっていいでしょう。その方は、内視鏡による切除術で完治にいたりましたが、「20代のがんも珍しくないのだ」ということを実感した症例です。

増加する「潰瘍性大腸炎」と「クローン病」

国の難病指定の病気である「潰瘍性大腸炎」や「クローン病」などの炎症性腸疾患と呼ばれる病気があります。いずれも１９８０年以前の日本には非常に少ない病気でしたが、この疾患もまた、ここ30年あまりで激増しています。

炎症性腸疾患とは腸の粘膜にびらんや潰瘍などの炎症が起こり、下痢や下血を繰り返す病気の総称です。炎症性腸疾患の代表ともいえる病気が潰瘍性大腸炎やクローン病です。

いずれも難病指定ですから、決定的な治療法がありません。患者さんは現在ある薬で症状をコントロールしながら生活をしていますが、なにしろ、症状が症状ですので、仕事に支障をきたすことも多く、ＱＯＬ（生活の質）の維持はたいへんです。

特にクローン病の方では、腸の炎症が悪化してくると、普通に食事をとることができないため、腸に直接、管を使って栄養を入れたり、静脈から栄養補給をしたりという処置を行わなければなりません。

また、潰瘍性大腸炎の中でも、大腸すべてに炎症が起こる「全大腸炎型」というタイプでは、発病してから10年以上を経過した時点で、一般の人より大腸がんを合併する危険性が高くなるといわれています。

2つの疾患はいずれも若い患者さんが多いという特徴もあります。なかでもクローン病は10～20代の若い世代に集中しており、患者の数は年々増えています。

また、明らかな原因が見つからないものの、慢性的に下痢や腹痛等が起こるものを「過敏性腸症候群」といいますが、男性を中心にこの症状で悩む方も目立つようになってきました。

アレルギー、花粉症…増える免疫系疾患

大腸がん、炎症性腸疾患とともに、花粉症や食物アレルギー、ぜんそくといった免疫系

疾患の増加も、大きな社会問題となっています。

厚生労働省の調査（1996～1999年度）によれば、何らかのアレルギー症状を経験した人の割合は全体で50・3％に及び、成人では、全体のおよそ9・3％が食物アレルギーに罹患、日本人の3分の1を超える人が何らかのアレルギー症状を持っていると考えられるとのこと。なかでも、若年者のアレルギー性疾患の増加が大きな問題となっていると報告しています。

免疫疾患と腸との直接的な因果関係は、まだはっきりしていませんが、免疫をつかさどる全身のリンパ球の60％以上が腸管に集中しているうえ、抗体全体の60％以上が腸管で作られてもいます。

腸が人体最大の免疫器官であることを考えると、免疫系の疾患の増加と腸の疾患の増加が、まったく無関係ということはありえないでしょう。

免疫とは、人体にダメージを与える物質から、体を守る仕組みです。ウイルスや細菌に対抗する抗体を作ったり、がん化した細胞を攻撃して無力化するなど、人体を守るのが免疫機能です。

腸内で、その免疫機能の働きを左右するのが、腸内細菌群です。腸内細菌には、乳酸菌やビフィズス菌などの善玉菌や、ウェルシュ菌などの悪玉菌、そのどちらでもない日和見菌の3種類がありますが、これらが一定のバランスを保つことで、腸内免疫が機能していることがわかっています。

免疫反応が衰えると、がんや、インフルエンザなどの感染症にかかりやすくなります。逆に、免疫反応が過剰になるとアレルギー反応があらわれます。

いずれも、何らかの原因で、腸内の免疫のバランスが崩れたときに起こると考えられています。

なぜ日本人の腸が激変したのか

このように、日本人の腸は大きなストレスにさらされており（これを私は「腸ストレス」と呼んでいます）、その苦痛に悩む人は増加の一途をたどっています。いったいなぜこのような事態になってしまったのでしょうか？

私は大きな要因として「食事」「ストレス」「運動不足」「体内リズムの乱れ」があると考えています。

まず、食事についてです。

ご存じのように戦後、日本の食生活は大きく変わったといわれています。急速に欧米型に近づいてきたのはこの40年ほどの間でしょう。ただし、欧米人のようにカロリー過多というケースは少なく、食事の内容に問題があるようです。

Wynderという研究者が１９６２年のアメリカと日本の栄養摂取状況について比較した興味深いデータがあります。

それによると、当時のアメリカ人の総カロリー摂取量は平均で１日あたり３０００キロカロリー超でした。三大栄養素の割合を見るとタンパク質12・６%、炭水化物が45・６%、脂肪が41・８%で、誰が見ても食事全体に対する脂肪の摂取量が極端に多いのがわかります。

これに対し日本は総カロリー摂取量が２０００キロカロリー。このうちタンパク質が13・５%で炭水化物は74・２%、脂肪13・５%という結果でした。しかも、脂肪の多くはウシやブタといった畜肉由来のものではなく、魚の脂肪からのものがほとんどでした。この時期の日本はまだ経済成長途上であり、伝統的な和食が健在だったといえるでしょう。

それから間もなく高度経済成長期に入り、日本に少しずつですが、欧米食が普及するようになりましたが、現在も総カロリー数にはほとんど変化がなく、脂肪の摂取量も1日あたり25％程度に上昇しただけです。

ところがカロリー数に変化が認められない一方で、米を食べる人が減っていることが明らかです。実際、炭水化物の摂取量は1960年代よりも大幅に低くなっています。

また120ページで詳しく述べますが、現代人の多くが、腸の健康に欠かせない食物繊維を十分に摂取できていません。これが便秘などの大きな引き金となります。さらに食事の中にしめる乳製品の摂取量が、1960年代の6倍近くになっていることも注目されます。乳製品のとりすぎは大腸がんのリスクを高める可能性があります。

また、脂肪の摂取内容が変わったことも大きいと思われます。現代人は食用油を摂取する機会が増えました。

その中でも特に多くとるようになったのが、植物油などに多く含まれるリノール酸です。調理用の油だけでなく、お菓子類や調理加工品などにもたくさんのリノール酸が入っており、こうした目に見えない油によってどうしても摂取量が多くなってしまうのです。

ただし、一方で、日本人の寿命が延びたのは肉や乳製品をとるようになったことも大きいといわれています。脂質の少ない昔ながらの粗食では、血管がもろくなり、脳卒中などを起こしやすくなります。また、和食は塩分の摂取量が多くなりがちなので、高血圧のリスクを高めます。やみくもに肉や乳製品を恐れるのでなく、便通を促進する食物繊維などとともに、上手に取り入れることが大事なのです。

ストレスと腸の深い関係

次にストレスについてです。ストレスには身体的ストレスと精神的ストレスがあります。貧しい時代の日本人は空腹や寒さなど、身体的ストレスを感じることのほうが多かったでしょう。

しかし、現代社会は受験や就職活動、職場などの人間関係、あるいは家族関係まで精神的ストレスにさらされる機会が多くなりました。携帯電話やパソコンの普及もこれに一役買っているでしょう。私も携帯電話などが便利だと感じる半面、自由を縛られているような不自由さを感じることがあります。

「ストレスは誰にでもあるもの」といってしまえばそれまでですが、うつ病の増加などを考えると、やはり軽視できないと思います。

ストレスと腸のかかわりについては以前から指摘されていました。

代表的なのが大腸のぜん動運動（詳しくは40ページ）。胃から腸までの長い道のりを食べ物が移動するために欠かせないだけでなく、便意を起こしたり、食べ物の内容を分析し、消化や吸収に欠かせない酵素やホルモンの分泌を促します。

ぜん動運動の中でもよく知られるのが「胃・結腸反射」と「直腸反射」です。

図1　ヒトの胃と腸

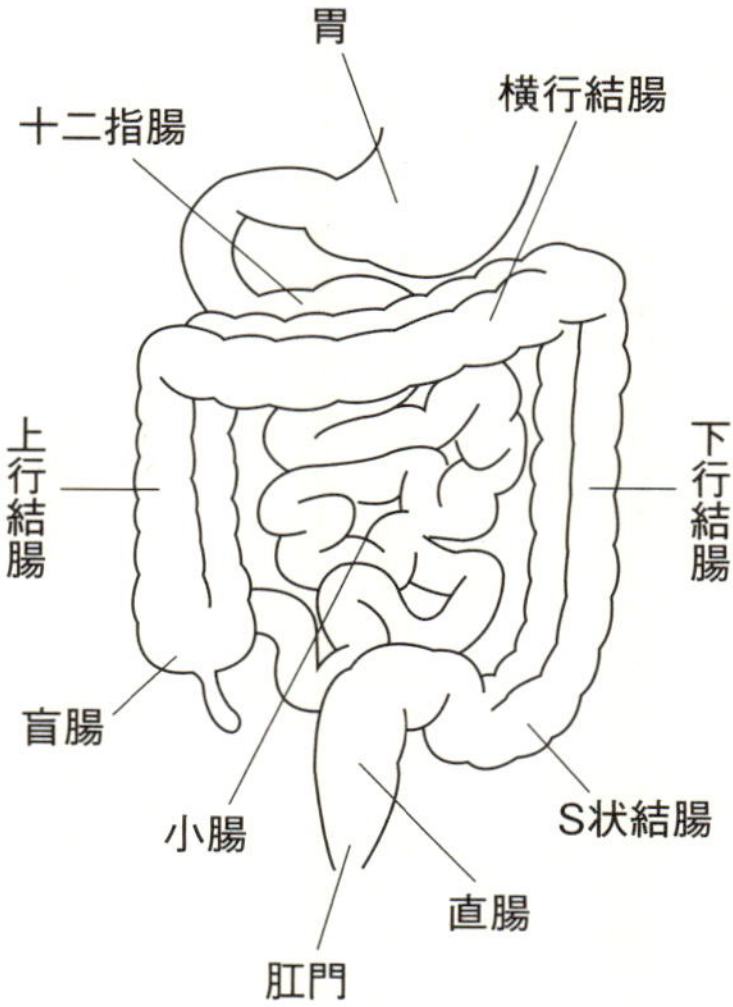

胃の中に食べ物が入り、胃壁が伸びると反射的に結腸が動き始めます。これが「胃・結腸反射」です。これによってたまっていた便が直腸に送り出されると直腸の壁が刺激され、便意が起こります。これが「直腸反射」です。直腸からの信号が脊髄をへて脳に伝わると排泄の命令が出され、いきむことで排便となるのです。しかし、スト

レスがあるとこうした腸の働きが悪くなったり、逆に過剰になったりします。

典型的なのが便秘で、普段は1日1回お通じがあるのに、旅行などいつもと違った環境におかれると便秘が起こりやすくなったりします。また、家のトイレではスムーズな排便ができるのに、会社や駅など外のトイレでは緊張して便がうまく出ない人もいます。これはストレスによるものです。

これを医学的に考えると、自律神経のうち、副交感神経が抑えられた状態です。リラックスした状態では副交感神経が優位に働きますが、これが抑えられ体が緊張状態になると、便意が鈍ってくるのです。

後で詳しく述べますが、こうした排便の困難さを繰り返しているうち、慢性の便秘になってしまうことがけっこうあります。

下痢も同じようにストレスが原因で起こることがあります。緊張から「お腹が痛くなる」という経験は多くの人にあると思いますが、ストレスがかかると「腹痛にともなって胃や大腸の働きが過剰になる」ことは医学的にも証明されています。炎症性腸疾患や過敏性腸症候群がストレスで悪化することもまた、臨床現場ではよく経験することなのです。

特に過敏性腸症候群では、食べ物が入ってきたときのぜん動運動や、腸の知覚過敏（消化管知覚過敏。82ページ）が起こることが知られていますが、腸の知覚過敏はストレスで悪化します。ですから、ストレスは症状悪化のリスクになるのです。

運動不足が腸にもたらす影響

働き盛りの人の多くは運動不足におちいっています。その証拠に男性の肥満は20代以降のあらゆる年代で増えています。女性では、食事制限や炭水化物だけとらないようにするなど、間違ったダイエットによって低体重となっている例が多く、メディカルチェックでは、痩せて、かつ、筋肉が不足している例が目立ちます。つまり、痩せてはいても運動不足ということなのです。

運動は腸の働きを活発にし、消化・吸収能力を高める働きをサポートします。食後に歩くと便通が促進されるのはこのためです。ところが、現代人は食の偏りに加え、一日中、パソコンの前に座っているような生活をしている人が多いのです。このことが腸の病気が増える一因となっていると私は推測しています。

実際、中高年以降、問題となってくるメタボリックシンドロームは脳血管障害や心臓病のリスクを高めるだけでなく、大腸がんのリスクを高めることも指摘されています。腸はもちろん、全身の健康のために、いかに毎日の生活に運動習慣を取り入れていくかが重要になってくるでしょう。大腸がん（結腸がん）を減らすリスクとして、確実だといわれているのもまた、「運動」なのです（ただし、なぜ運動がよいかという明確な理由は、まだ完全には解明されていません）。

運動不足の人があふれかえっている今、腸ストレスはますます増えると考えられます。

体内リズムの乱れとは

私たちの体は、それぞれの部位・機能ごとに、1日の中でさまざまなリズムを持っているといわれています。

例えば、気分や意欲などのメンタル機能は、一般に早朝はやや抑制され気味であるのですが、昼頃には次第にこのリズムは高まり、午後2〜3時頃にはピークを迎えます。この後、夕方遅くから夜にかけて意欲は低下し始め、就寝時刻には1日の中で最低を示すことになります。

同じように、腸にも固有のリズムがあります。朝の起きがけは腸のぜん動運動が最も活発で、「大ぜん動」（40ページで詳述）が起こります。さらに日中にも1～2回、大ぜん動が起こりますが、これらは朝よりも小さい動きです（図－2）。

大ぜん動は胃に食べ物が入るとこれに連動して起こるので、朝食をしっかりとることが大事です。ところが現代人は多忙やダイエットなどを理由に、朝食をとらない人も多いのです。これが腸のリズムを乱し、腸ストレスを生み出す引き金となっています。

図2　腸と脳のリズム

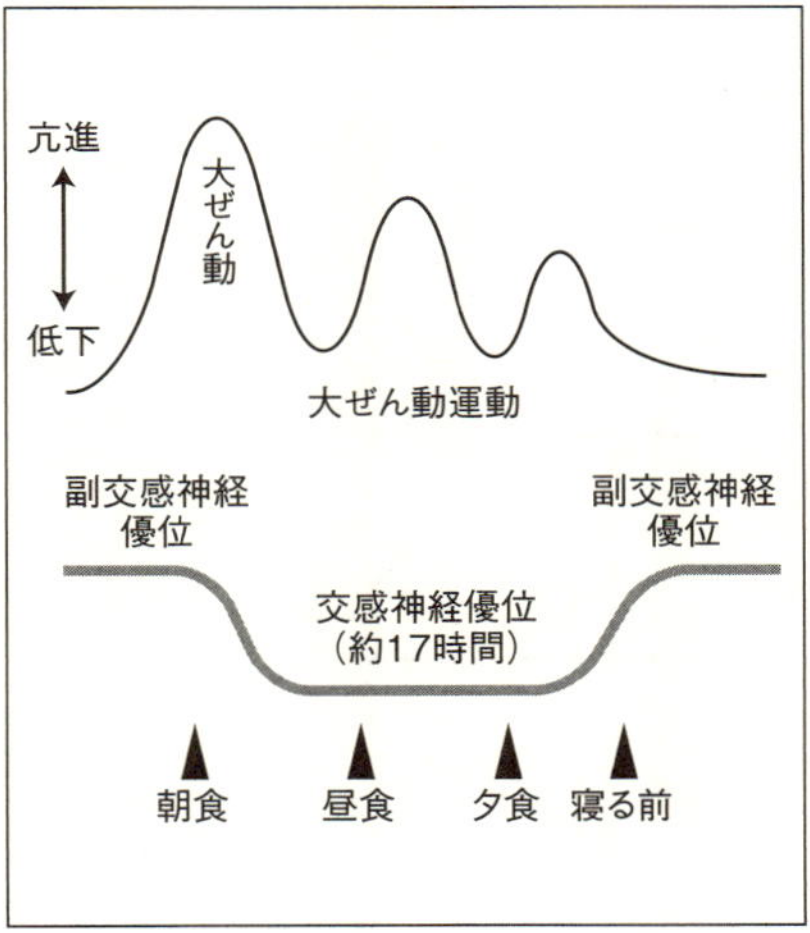

こうした体内リズムの中心的役割を果たしているのが、体内時計です。体内時計は脳の中の視交叉《しこうさ》上核《じょうかく》という神経細胞の集まりに存在し、自分の力で動く約24時間の時計として機能しています。暗くなると眠くなり、朝になると目覚めるようになっているのも、この時計の働きのおかげです（図－3）。

体内時計は、体温やメラトニン（脳の松果

図3　体内時計のしくみと食事の関係

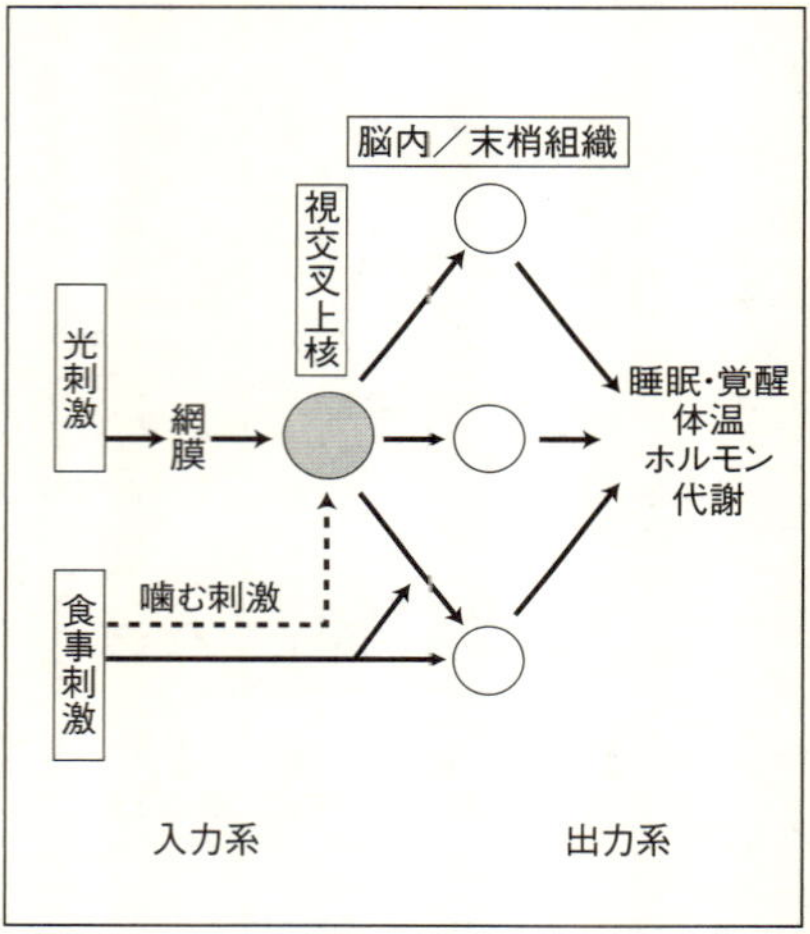

体から分泌される、体内リズムをコントロールするホルモン）、その他、中枢神経から出る〃やる気のホルモン〃といわれるセロトニン、〃意欲のホルモン〃であるノルアドレナリンなどのホルモンのリズムと関連しながら、人間の身体的、精神的能力を1日の中で効率よく発揮させる作用があるといわれています。つまり、腸でいえば朝に最も活発に動くような指示を出しているのです。

大ぜん動が、空腹時である朝に最も強くなる背景には、体内時計の指令に呼応する自律神経の働きが関与しています。

自律神経には交感神経と副交感神経の2つがあり、これらの神経が交互に活動することで体のリズムを作っています。

朝の目覚めて間もない頃は、副交感神経が優位で、心拍数は低く、血圧、体温等も低下傾向です。昼間になってくると交感神経が優位になり、この作用で体温や血圧が上昇した

図4　自律神経を腸と体に及ぼす影響

交感神経優位	自律神経	副交感神経優位
ぜん動運動消極化 便秘傾向	腸	ぜん動運動活発化 便通良好
上昇	血圧	低下
顆粒球増加 （免疫機能の低下）	免疫	リンパ球増加 （免疫機能の向上）
高	体温	低

り、心臓の拍動が速くなり血液の流れが盛んになって体中をめぐります。このため、意欲も増して活動的になるのです。そして夜になってくると再び副交感神経が活発になり、体温や血圧が下がり、心拍数も低下して体がリラックス・モードになります（図－4）。

朝の大ぜん動が起こるのは、この副交感神経の働きが関与しているためです。

当然、体内時計が狂い、自律神経の働きが悪化すると、体にとっても腸にとっても、ストレスフルな状態になります。

現代人は不規則な生活やストレスから、この体内時計に狂いが生じている人が多いのです。夜になっても眠れない不眠症が増加しているのはその証拠といえるでしょう。実際、不規則な生活で排便が障害されてしまっている患者さんも多くみられます。

体内時計を中心とした体内リズムの乱れもまた、腸の病気にとってのリスクといえ、この本の最大のポイントも、ここにあるのです。

腸のよい人は体全体も健康である

私はこれまでの大腸内視鏡医としての経験から、腸が健康で、腸ストレスと無縁な人は全身状態もよく、中高年に多い生活習慣病などにもかかりにくいことを実感しています。

さらに、こうした人たちは気持ちも前向きで、精神状態も非常によいのです。逆に腸の働きが停滞している人には、便秘や腹部膨満感などに悩む人が多く、むくみや冷え、肌荒れ、倦怠感など全身の不調を訴える人が多いということでした。うつうつとした気分を訴える方も多くみられます。

腸は栄養の消化・吸収にとどまらず、全身の老廃物を外に出す、という体の解毒機能を担っています。さらに前述したように、腸管免疫といって、腸管の細胞には病原菌など外部からの異物をシャットアウトする強力な体の防御システムが備わっていることがわかっています。
腸の健康は、体全体の健康維持に欠かせないものなのです。

腸の働きが悪化すると…

腸の働きが悪化したとき、ダイレクトにあらわれる症状に、次のようなものがあります。

〈**便秘**〉腸の反応が悪くなり、食事をしても便意が起こらないようになってきます。

〈**肌荒れ**〉下痢や便秘が続くと、アセトン体という毒素が発生して、皮膚に悪影響を与えることが指摘されています。

便が滞り、腸内にガスや老廃物がたまってこの成分の一部が腸壁から吸収され、血流から肌に影響して吹き出物が出たり、乾燥肌になるなどのトラブルが起こりやすくなります。シミやくすみなども起こってきます。

毎日、排便があり、代謝のいい人は、シミができてもすぐに消えますが、代謝が悪い人はずっと残ったままになってしまいます。くすみの一番の原因は角質層（皮膚の最も表面の部分）の透明感の低下ですが、代謝の悪化で血行が悪くなるとこのようなことが起こってきます。

一方、カゴメ研究所と皮膚科医の小沢雅邦医師の共同研究で、便通を改善する植物性乳酸菌を摂取した群で、にきびが減少したというデータが得られています。

〈体臭〉アセトン体の影響で肌荒れが起きるとともに、体臭が強くなる場合もあります。

〈冷え、むくみ〉腸の働きが低下し、正常に老廃物を外に排出しにくくなると、体全体の代謝が低下することになります。その結果、細胞の活動や血流が減り（末梢循環不全）、リンパの流れなどが悪くなることで手足が冷えたり、むくみが出やすくなります。

〈肥満〉新陳代謝の低下によって、脂肪が燃焼しにくくなり、太りやすくなることが指摘されています。

さらに私が近年、内視鏡検査をしていて気づいたことなのですが、便秘がひどい人では、胃や食道にまで不調が起こることがけっこうあります。特に多いのが「逆流性食道炎」です。逆流性食道炎は、胸やけやゲップなどが主な症状で、胃の内視鏡検査で見たとき、食道に炎症が起こっている場合をいいます。

これまで、逆流性食道炎とは高齢者に多い病気といわれてきました。食道と胃の境目が老化によってゆるんだり、食道のぜん動運動が悪かったりすることが原因とされています。しかし、便秘の場合、腸にガスがたまることで腹圧が上昇し、胃を圧迫することで逆流性食道炎を起こしているようです。

また、内視鏡検査の結果から、腸の動きが悪い人ほど逆流性食道炎を起こしやすいことがわかってきました。

こうした場合の治療には、逆流性食道炎の治療薬を服用してもあまりよくなりません。それよりも、悪化していた腸の働きを改善し、便秘をきちんと治して、腹圧を下げることのほうが、はるかに効果があるのです。

重症便秘患者が感じる精神的不調

重症の便秘患者さんを見ていると、体の不調だけでなく、精神活動（心）にも不調が及んでいる人が多いことに驚かされます。

初診で診察室に入ってくるときには非常に表情が暗く、口数も少ない。詳しく聞くと心療内科などで抗うつ薬を処方されているケースもあります。また、下剤を乱用するようなタイプの便秘症の人では、過食・拒食の症状があり、摂食障害の傾向が認められることもあります。

こうした精神の不調にはもちろん、複数の原因があるでしょう。そもそも精神疾患についてはなりやすい素因が指摘されており、ここにさまざまな要因が引き金となって発症するといわれています。うつの症状であれば職場や家庭のストレスが要因といった具合です。しかし、患者さんを見ているとこれらのことに加え、どうやら、腸の不調そのものが、精神的な不調につながっていると思わざるをえないケースが非常に多くあるのです。

重症の便秘患者さんの場合、下剤をストップすると、まったく便意が起こらない、つまり、自力で排便できない人がほとんどです。

この状態で食事をすれば、お腹にどんどん内容物がたまり、腹部膨満感などつらい症状に悩まされることになります。誰もが一時的な便秘になったことがあるかと思いますが、重度の便秘の人はそのひどい状態が慢性的に続いている状態といっていいでしょう。

もちろん、苦しいので下剤で無理やり出すわけですが、そのこと自体にもまた、苦痛や不安感を持っている人が多いのです。

こうした患者さんの治療は最低でも半年間、長いと年単位、必要なのですが、徐々に腸の健康が戻ってくると、みなさん、治療前には見られなかった明るい表情があらわれるのです。

これはたんに腸の不調が気分にも影響して心が沈んでいたというだけではないようです。

図５　便秘がもたらす心身の悪循環

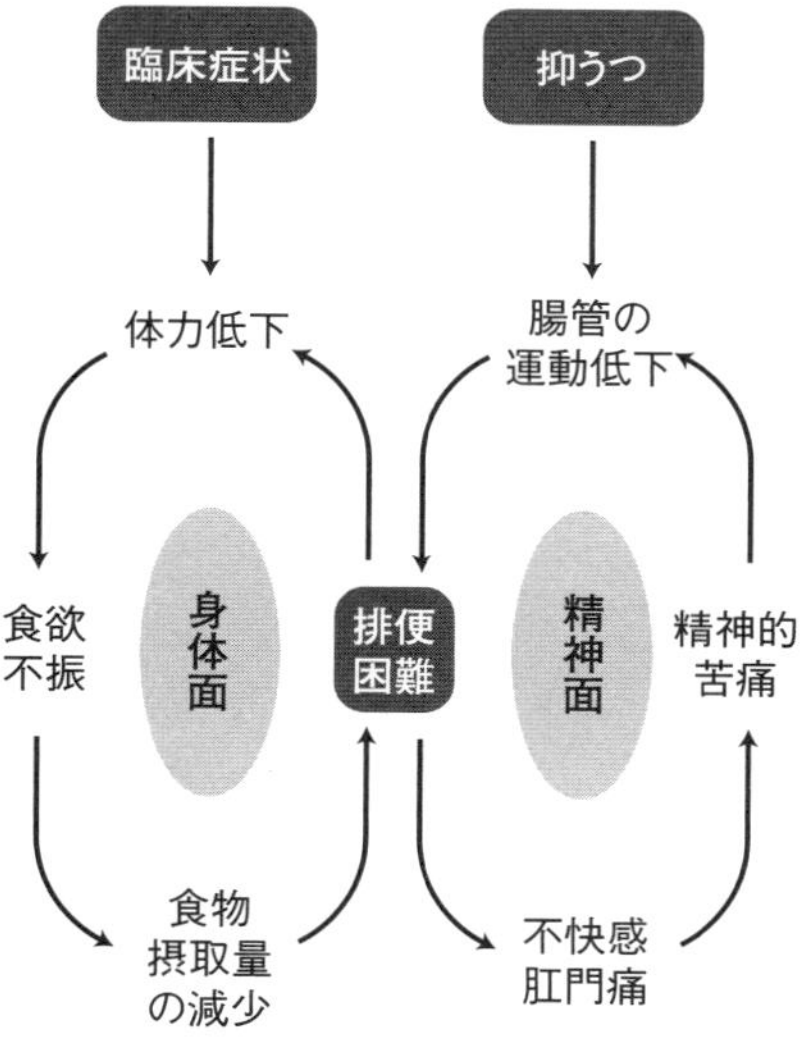

実は脳と腸は特にストレスの影響を受けやすい部位であるということに加えて、脳と腸には深い相関関係があることがわかってきています。腸の不快を腸自体が非常に敏感にキャッチし、これを脳にも影響を与えるメカニズムがあるのです。

詳しくは次章からご説明しますが、体の健康のみならず、脳や心の健康のためにも、腸を健康に保つことがいかに大事であるか、ということなのです（図1-5）。

2章

消化・吸収だけじゃない、腸のすごいメカニズム

腸の知られざる働き

1章では、日本人に増えている大腸疾患を通じて、私たちの腸が非常にストレスフルな状態になっていることをお話ししてきました。

この章では腸の重要性をさらによく知っていただくために、腸の機能や、腸と体全体との関係について解説していきたいと思います。

まずは消化管の働きについてです。消化管は口から肛門まで、食べたり、飲んだりしたものが体の中を通り抜ける管のことで、その長さはおよそ9メートル。口から入ったものは消化され、体にとって必要なものが吸収されて残ったものが排泄されます。

それぞれの消化管ごとにその働きを説明していきましょう。

▽口・食道

食べ物はまず、口の中で細かく嚙み砕かれて、唾液と混ぜ合わされます。飲み込んだ食べ物は食道に入り、だいたい30秒から1分（液体の場合は1～5秒くらい）で食道を通過し、胃へ送られます。

▽胃・十二指腸

胃に入った食べ物は、強い消化力を持つ胃液によってかゆ状に消化されます。これが少しずつ十二指腸に運ばれます。ここで胆汁や膵液などの消化液によってさらに消化が進み、小腸へ運ばれます。1食分の食べ物が胃・十二指腸を通過するのにかかる時間は2～4時間ほどです。

▽小腸

小腸は食べ物が本格的に消化され、栄養素が吸収される主要な臓器です。食べ物は約4時間くらいかけて小腸を通過し、この間に主要な栄養素はほとんど吸収されてしまいます。小腸で吸収されず、残ったものだけが大腸に送られます。

▽大腸（結腸）

大腸に送られてくる食べカスはドロドロの液状になっていて、一般的に18時間以上かけて結腸を通過します。その間に少しずつ水分やミネラル（ナトリウム、カリウムなど）が吸収され、未消化成分がだんだんと固まって便になっていきます。

▽**大腸（直腸）**

直腸に押し出される時点では完全に「便」になっています。ある程度の便がたまると便意が起こり、肛門から排泄されます。

腸のぜん動運動と分節運動、大ぜん動運動

腸の長さは約7～9メートルで、大きく分類すると小腸と大腸です。

このうち小腸は長さ6～7メートトの消化管で、十二指腸、空腸、回腸からなり、栄養分の消化と吸収を行い、残った老廃物を大腸へ送ります。

大腸は、口あるいは胃からはじまる消化管の最後尾に位置し、老廃物の水分量を調節して便を作っています。結腸（上行結腸、横行結腸、下行結腸、S状結腸）と直腸からなります。最終的にできた便は直腸に運ばれて、肛門から排泄されます。

その際、腸は大きく分けて2つの運動を行います。食べたものを運ぶために、食べ物の残りかすを攪拌する「分節運動」と、腸の内容物を肛門のほうへ一方通行的に送り出す「ぜん動運動」です。「ぜん動運動」の中でも、結腸全体、特に下行結腸からS状結腸にかけての強い収縮運動のことを「大ぜん動」といいます。

大ぜん動は1日3〜4回、食べ物や水分をとることをきっかけに起こります。タバコを吸ったり、歩いたりすることによっても誘発されるといわれています。これまで述べてきたように、大ぜん動は朝に最も強く起こりやすく、朝食後に便意が起こりやすいのもこのためです。

大ぜん動が起こると、結腸内にたまっていた便は直腸内に移動します。移動した便は骨盤内臓神経などの知覚神経を介して、脳の中枢に伝達され、便意として自覚されます。

脳の指令によって便意が起こると、腹筋が持続的に収縮し、横隔膜の働きによって便をさらに直腸に向けて前進させるよう動きます。その結果として、直腸の収縮や肛門の周囲にある肛門挙筋という筋肉の収縮が起こり、便は肛門に向かって押し出されることになります。

肛門に押し出された便は、さらに肛門の開閉にかかわる肛門括約筋がゆるむことによって、肛門から体外に排泄されます。

あたり前のように行われているこうした腸の働きですが、多くの日本人が、食事の影響や運動不足、ストレスや体内リズムの狂いによって、異常をきたしているのが現状です。

消化管の中で最も重要な「小腸と大腸」

消化管の中でも、腸は最も重要な器官といえるでしょう。腸は食べたものの消化・吸収や便を作る働きにとどまらず、生命に重要なさまざまな働きを担っていることが明らかになってきました。

▽解毒

食べ物の中に含まれる有害成分や体内で生まれる毒素の多くは、老廃物となって大腸に行きつきます。毒の正体は、1つは食品添加物や残留農薬、汚染物質など体外から侵入するものです。もう1つは老廃物が長時間、体内にとどまることによって発生する毒です。

腸内ではこれらの毒が集まり、ときに相互作用を起こしながら有害物質や有毒ガス、活性酸素などをためこんでいきます。

これを便ごと外に出す働きをするのが大腸です。デトックス（排毒）療法の第一人者で、銀座サンエスペロ大森クリニックの大森隆史院長によれば、水銀などの有害金属や有害化学物質、老廃物を合わせた毒素のうち、75％が便として排出されるといいます。ちなみに尿が20％、残り2％が毛髪だということです。

▽免疫機構としての腸

人間の体の免疫の役割を持つ細胞には、白血球の中のリンパ球などがあります。1章でもお話ししたように、小腸や大腸の粘膜には全身の約60％以上のリンパ球が集まっており、体の中で一番大きな免疫系といわれています。これが「腸管免疫」です。

腸は、体内に入ってきたいろいろな食べ物を栄養素として吸収する場所です。しかし一方で、体外から入ってくるものにはウイルスや細菌などの病原体など、有害なものがあります。腸管免疫にはこれを排除する役割も備わっています。

腸管免疫の環境に関与しているのが、腸に集中している400種類余といわれる腸内細菌です。腸内細菌には腸の環境によく働く善玉菌と、悪さをする悪玉菌があることは前述しましたが、便秘や下痢などの便通異常が起こると悪玉菌が増え、腸内環境が悪くなって腸管の免疫機能が低下します。

腸管免疫にはがん化した細胞を殺す作用もあるため、腸管免疫の低下は大腸がんのなりやすさにつながるともいわれています。

また、潰瘍性大腸炎やクローン病では、腸管免疫が異常に活発な場合があります。免疫が強すぎて、自分の腸をリンパ球などが攻撃してしまうのです。

セカンド・ブレイン（第2の脳）とは

腸は単に食べ物の消化・吸収や排便を担うだけの臓器ではないことは、ご理解いただけたと思います。さらに最近の研究で、腸が独自のコントロール機能を持ち、脳にも指令を送るということまでやってのけている事実が明らかになってきたのです。そのため、腸は「セカンド・ブレイン（第2の脳）」と呼ばれています。

なぜ、腸が第2の脳なのでしょうか。腸のリズムの中でも最も大切な働きの1つが、大腸のぜん動運動であることはすでにお話ししました。このぜん動運動は胃から腸までの長い道のりを最終的に便として排出させるために欠かせない運動であることはもちろんですが、それだけでなく、便意を起こしたりするのです。

このぜん動運動には腸（小腸、大腸）に約1億個もあるといわれる神経細胞が深くかかわっています。この腸の細胞が「セカンド・ブレイン」と呼ばれ、近年、注目されているのです。

このような働きの存在を最初に発見したのは19世紀のイギリスの研究者、ベイリスとスターリングです。彼らは犬の腸内腔に刺激を与える動物実験で、腸内腔の圧力が十分に高まると腸の筋肉が動きだし、腸の内容物は常に同じ方向に運ばれていくことに気づきました。彼らはその反応を「腸管の法則」と名づけました。この反応が腸のぜん動運動です。

腸以外の臓器では、反射運動は脊髄が関与し、中枢神経系からの指示で動いています。が、腸に限っては、ほかからつながる神経を全部遮断しても腸の内腔を刺激すれば、運動が起こるのです。

さらにアメリカのコロンビア大学医学部の解剖・細胞生物学教授であるマイケル・D・ガーション博士は、「腸には自分勝手に機能できる」神経細胞、つまり脳や脊髄からの指令を受けずに臓器を動かすことができる神経細胞が存在することを証明し、「セカンド・

ブレイン」の名称もつけました。

では、セカンド・ブレインを具体的にいうと、どういうことなのでしょうか。小腸、大腸をあわせた腸には、脳と同様に神経系、内分泌系などが存在しており、約1億個の神経細胞が存在します。

この数は脳の神経細胞数の約150億個に比べれば少ないものの、数は他のどの臓器の神経細胞数よりも多く、脳に次いで2番目に多いのです。これが腸が「セカンド・ブレイン」といわれるゆえんです。

これによって、腸は脳や脊髄から命令を受けずに自律的に臓器を動かしているのです(これを内在性神経系といいます)。つまり、臓器に直接、指令を出す主要な器官であることから、腸は第2の脳と呼ばれているのです。

精巧なメカニズム

第2の脳は腸へ働きかけて指令を出します。その代表が「ぜん動運動」です。腸管を内容物(食物)が通過すると、腸管の筋肉にある神経細胞が「来たぞ」とこれを感知します。

感知すると、腸のEC細胞からセロトニンという神経伝達物質（ホルモンの一種で、トリプトファンから作られる）が放出されます。セロトニンはうつ病とのかかわりが明らかになっている物質で、脳に多いと思われていますが、体内のセロトニンのうち90％は腸に存在しているのです。

これが腸に対して「腸管を動かせ」という命令となって、ぜん動運動が促され、便を直腸まで押し出してくれるのです。セロトニンにはそれ自体、腸管を収縮させたり、弛緩させたりする働きも担っています。

このように腸は「セカンド・ブレイン（第2の脳）」といわれ、独立して動いている一方で、脳とも密接に作用しあいながら、相関的に働いています。これは腸と脳が人の発生過程で、「神経管」という同じ神経から作られ、自律神経で密接につながっているためです。

近年、こうした腸と脳のメカニズムが専門家の間でも注目されるようになり、「脳腸相関」という言葉が広まりつつあります。脳腸相関の異常をきたす病気の代表が「過敏性腸症候群」です。

腹痛と排便の異常が連動して起こるものの、原因となるがんなどの病気は存在しない機能的な消化管障害で、大腸や直腸に内容物が通過することに腸が過敏に反応し、その結果として下痢や腹痛を引き起こすことが明らかになっています。

日本人の2人に1人が腸へのストレスを抱えている

大事な打ち合わせを控えていると、必ずお腹が痛くなる。上司から仕事のミスを注意されてから下痢が起こるようになった……。こんなできごとは誰もが経験しているのではないでしょうか。

経験的に知られたストレスと腸の関係。実際に悩んでいる人はどのくらいいるのか、オリゴ糖のメーカーである塩水港精糖㈱と共同調査をする機会がありました。「日本人の腸とストレスとの関係」をテーマに全国600名を対象にアンケートを実施しました。

その結果、「日本人の2人に1人が腸へのストレスを抱えている」という驚くべき数字が出ました。「日常生活でストレスを感じる」と答えた人の割合は9割もあったのです。

こうした人たちに、ストレスを強く感じるとどのような諸症状が出るのかをたずねたところ、「不眠」(49・8%)が最も多かったのですが、これについで「食べすぎ」(36・6%)、「胃腸等の痛み」(33・6%)といった腸の症状が挙げられました。この結果、ストレスが腸の症状となってあらわれている人が2人に1人の割合で認められることがわかりました。

男女別に見ていくとまた、興味深い傾向が見られます。男性ではストレスを感じるとあらわれる腸の症状が、50代以降になると目立って増え、その症状も「下痢」「食欲不振」「便秘」と多様になってきます。

女性の場合、「不眠」「食べすぎ」が約5割をしめるものの、20代では「肌荒れ」の悩みが中心です。20代では他の年齢に比べ、「胃腸等の痛み」の割合が多いのも特徴です。30～49歳では「食べすぎ」、50歳からは「不眠」が主となってきます。女性の場合、50歳からは更年期症状を訴える中で不眠の症状が目立ってくることが明らかです。

男女いずれにせよ、この調査結果は、ストレスが腸にあらわれやすいことを示した点で非常に興味深いのですが、腸と脳の関係を知っていれば、もっともな話といえるでしょう。

自律運動とぜん動運動

ストレスと腸を考えるうえで、自律神経の働きは見逃せません。

自律神経とは、自分の意志とは無関係に体内のすべての調整を行っている神経で、交感神経と副交感神経があります。

運動したりすると心臓の拍動や呼吸が速くなったり、顔が紅潮したりするのは交感神経の役目です。血圧や血流を増やして活動のための酸素を全身に送ろうとするのです。

一方、これとは逆に心臓をゆっくりと動かし、体全体をリラックスさせる働きをしているのが副交感神経です。交感神経と副交感神経がバランスを保ちながら働いていて、活動の活発な昼は交感神経が主に働き、夜寝ているときは副交感神経がメインになります。

この自律神経は腸のぜん動運動にも深くかかわっています。具体的にはリラックスしたとき、副交感神経が優位になると、腸の働きがよくなって、排便が促されやすくなります。逆に緊張して交感神経の働きが優位になると、腸の働きは逆に鈍くなり、排便が抑制されます。ストレスがあると自律神経の働きが乱れ、腸の動きが悪化するなど、消化機能にも大きな影響をおよぼすのです。

体内リズムと脳、腸の関係

1章で、日本人の腸がストレスにさらされるようになった背景に、体内リズムの崩れがあることを指摘しました。血圧や体温、気分や意欲だけでなく、腸のぜん動運動に代表される腸の働きにも、1日のうちで活発だったり、低調だったりとリズムがあります。

体内リズムをつかさどるのは主に体内時計であり、自律神経と深いかかわりがあります。そして脳のさまざまな働きと連携しているのです。1日の流れを見てみましょう。

▽朝

まず、朝です。目覚めたときに眠い目をこすりながらボーッとする時間はウイークデーであればつらいものです。シャキッと目が覚めて脳が働き始めてくれなければ困ります。このボーッとした脳を切り替えるメインスイッチの働きをしているのが、脳の中の脳幹網様体という部分です。

脳の構造はおおよそ3つの部位で構成されています。話す、計算する、推測するなどの知的な反応、つまり、人間にしかできないことを担当するのが大脳皮質です。さらに記憶や好き嫌い、恐怖などを感じる海馬、扁桃体を含む大脳辺縁系です。そして下位の脳にあたる脳幹や間脳、大脳基底核であり、これは人間の根本的で、原始的な機能を受け持っているといわれています。

この脳幹網様体は脳幹にある、神経細胞と神経繊維が入り交じって網目状をなす構造で、大脳皮質への刺激の通路となり、意識の水準を保つ働きをしています。この部位が刺激を受ければ脳全体が覚醒して、活発に活動するようになり、抑制されると安静な状態となり、眠気が起こってきます。

朝のリズムをきちんと整えるためには脳幹網様体への刺激が欠かせませんが、実は脳幹網様体は、光や音、味覚、皮膚や筋肉などさまざまな刺激に比較的容易に反応することが知られています。ですから、例えば朝、お茶やコーヒーを飲むことは理にかなっています。カフェインが脳幹網様体を刺激すると同時に、胃を刺激して大ぜん動運動を促進し、排便を促します。

さらに明るい光を目に入れると、網膜や視神経を通じて光の刺激が脳幹網様体に伝えられ、脳が覚醒します。また、「噛《か》む」という動作によって頬の奥にある咬筋《こうきん》を使うことにより、さらに脳幹網様体の働きが活発になるのです。ですから、朝食はパンやご飯など固形物を口にしてしっかり噛むことが大事なのです。

朝食後は徐々に交感神経が目覚め、集中力が高まる時期です。人間の思考力は午前10時~11時を中心とした午前中が最も活発といわれています。重要な仕事などはこの時間帯にするといいのです。

▽昼

そして仕事が終わった脳を休息させるための絶好のタイミングが、昼食です。昼食時に一時的に頭をクールダウンさせることで、午後の仕事にも集中できるようになります。脳をクールダウンさせないと交感神経の緊張が続きます。これは腸にとってもよくない環境です。胃腸の運動は低下し、食欲はなくなり、血圧や心拍数などが上昇を続けるためです。

　脳をクールダウンさせることで、腸の運動を誘う副交感神経が活発に働きやすくなります。この状態で昼食をとることで大ぜん動が起こり、また、セカンド・ブレインも活発に働きます。

　食べ物の消化力は昼時が最も高いという

図6　脳のしくみ

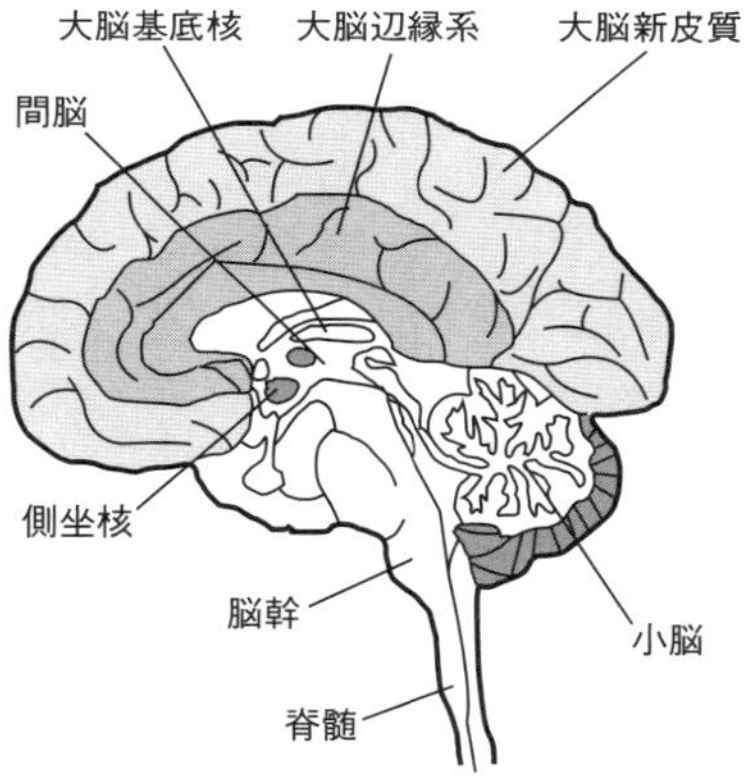

データがあります。こういったことから考えると、朝食、昼食を夕食よりも多くとったほうがいいといえます。イタリアなどの南欧で、昼食時に1日の中で最もボリュームのある食事をとるのは理にかなっているのです。

▽夕方〜夜

夕方から夜にかけては交感神経の働きが次第に低下し、逆に副交感神経の働きが高まっていきます。

交感神経はある意味、活動してがんばるための神経で、副交感神経は休むための、つまり、リラックスモードに入るための神経です。夜になれば当然、脳をクールダウンさせなければなりません。脳をクールダウンさせるには脳幹網様体への刺激を遮断するか、光刺激はおとして、間接照明にしたり、キャンドルの下で食事をとるなどというのもいいのかもしれません。

腸に関しては、夜は胃液の分泌が活発となる時間帯。夕方5時頃〜深夜に活発になり、ピークは夜の11時といわれています。ただし、腸のぜん動運動は、朝食や昼食時より小さくなるので、できるだけ夕食は軽めにしたほうがいいといえます。

▽**深夜**

深夜の眠っている間にも、腸は自律的に判断して、食べた物を消化・吸収し、残渣《ざんさ》を自動的に肛門側へ、ゆっくりと送り出しています。

そのときの腸の運動には、モチリンというホルモンが関与していることがわかっています。このモチリンは夜間などの空腹時に周期的に放出され、消化管に強い空腹期収縮を引き起こすといわれています。

また、同時に消化酵素や消化管ホルモンの分泌も刺激し、消化管内をきれいに掃除し、次の食事への準備をします。夕食は眠る3時間前までに終わらせるほうがよいといわれるのは、胃腸が空になるには約3時間かかり、胃腸が空になるとモチリンが分泌されて、夜間の腸の運動が一定に行われるようになるからです。

このモチリンは自律神経によって左右されやすく、ストレスで分泌に変動が起こります。したがって、夜、眠りに就く前には、脳の刺激を避け、できるだけリラックスモードで布団に入ることが重要になります。

冷えとストレス、自律神経の関係

自律神経を障害させる大きな要因として、もう1つ、「冷え」があります。最近は男女を問わず、冷えに悩まされる人が増えています。

冷えは寒い冬よりも夏に悪化する例が目立ちます。これはエアコンを中心とした空調のせいでしょう。暑さや寒さに反応して体温を調整するのもまた、自律神経の働きですが、エアコンで冷やされた場所に長時間いたり、極端に暑い外から、エアコンの効いた屋内に入るなどで急激な温度差にさらされたりすると自律神経の働きが狂ってしまいます。

ストレスを抱えた状態でこうした環境下におかれると、自律神経の働きはさらに悪化し、冷えもひどくなる、という悪循環におちいります。この結果、腸の働きも悪化するのです。

2010年の夏は過去にない猛暑でしたが、便秘外来にやってくる患者さんの中には、冷えを訴えると同時に、便秘の症状が悪化する人が急増しました。夏は水分が体内から不足しやすいことや、夏場で食欲不振になることから食物繊維の不足におちいりやすかったりと腸の働きが悪化しやすい季節でもあります。ヒートアイランド現象もあって、今後も猛暑が続きそうですから、夏場のエアコンには特に注意が必要です。

3章

「ただの便秘…」「ストレスによる下痢…」に潜む危険

あなたは理想の大腸を持っているか

自分の大腸が健康かどうかを知る一番わかりやすいバロメーターが、便の性状や回数です。便の色ややわらかさ、あるいは排便回数などは、人と比較するのが難しいので、異常に気づかない、あるいは必要以上に「腸に問題があるのではないか」心配してしまうこともあります。そこで、次に紹介するセルフチェックをまずは行ってみてください。

〈排便回数のチェック〉

①1日5回以上
②1日3回（毎食時ごと）
③1日1～2回
④2日に1回
⑤2～3日に1回
⑥1週間に1～2回

⑦1週間に1回あるかないか

▽**回答**

②〜⑤：正常

①：下痢傾向（ただし便の性状を考慮）

⑥⑦：便秘傾向

〈便の性状〉（ブリストル便形状尺度を用いたチェック法）

①分離した硬い木の実のような便（排便困難を伴う）（兎糞状）

②硬便が集合したソーセージ状の便（塊便）

③表面にひび割れがあるソーセージ状の便

④平滑でやわらかいソーセージ状あるいは蛇状の便（普通便）

⑤やわらかく割面に鋭い小塊状の便（排便が容易）（軟便）

⑥ふわふわした不定形の便（泥状便）

⑦固形物を含まない水のような便（水様便）

▽**回答**

③～⑤：正常

①②：便秘傾向

⑥⑦：下痢傾向

〈便の色〉

①黄色

②黄褐色

③赤色

④黒色

▽**回答**

①②：正常

③：肛門、大腸、特に直腸～S状結腸からの出血を疑う

④：上部消化管（食道・胃・十二指腸）などからの出血を疑う

セルフチェックで正常以外の項目があった場合、便通異常が認められる状態であり、大腸に何らかのトラブルを抱えている可能性が大きいといえるでしょう。念のために大腸内視鏡検査を受け、がんなどの病気がないかどうかチェックすることをおすすめします。

それで問題がなければ本書の5章、6章の腸を元気にする食事や生活習慣を実施してみてください。腸の動きや免疫力がアップし、便通異常も改善してくるはずです。

便通異常はほうっておかないほうがいい

便秘や下痢を放置しておくことが、どんな体のトラブルを引き起こすのかを、あらためて確認しておきましょう。

まず、便秘ですが、便を排泄することで体の解毒作用を担っているため、便秘になると体に毒素がたまってきて、さまざまな弊害をもたらします。

腸の解毒作用は本当なのか？　という質問をよく受けますが、私は納豆を利用して、腸の解毒作用を調査したことがあります。

納豆の原料は大豆であり、大豆には食物繊維が100グラム中6・8グラムと非常に豊富に含まれているので、便通を促進します。実験では慢性便秘の女性10人を対象に、納豆の摂取前と摂取後で、便の中に含まれるアンモニア（老廃物の一種）の量がどう変化するかを調べました。

その結果、納豆を食べる前のアンモニアの量は728㎎であったのが、14日間食べた後では379㎎まで減少しました。これは食物繊維をバランスよく摂取することで排便状況が改善すると同時に、アンモニア等の老廃物を体外に排出することが可能であることを意味します。だからこそ、スムーズなお通じが大切なのです。

また、便秘になるとこうした老廃物から出るガスなどが腸を汚し、腸内の悪玉菌を増やします。このため、腸内環境が悪くなり便秘がさらに悪化します。腸管の免疫系も腸内環境と連動しており、体の免疫力も低下すると考えていいでしょう。

だからといって下剤で無理に便を出すことも危険なのです。

便秘が長期に続き、下剤に依存する生活が始まると、「大腸メラノーシス」という黒いシミが大腸壁にできるようになります。「大腸黒皮症」とも呼ばれるこの病態は、市販の下剤の中で最も普及している「アントラキノン系下剤」という薬の副作用によって起こります。

このシミは腸壁の神経を障害するため、大腸メラノーシスがあると、腸の動きが悪化します。このことがさらに便秘の進行に拍車をかけるというわけです。

アントラキノン系下剤はアロエやセンナ（葉を下剤として用いるマメ科の植物）、大黄（漢方薬の原料となる天然の草根木皮など）が主成分の下剤です。服用するとお腹がキューッと痛くなり、排便となる。これは大腸刺激性の下剤で、刺激をすることで大腸のぜん動運動を活発にし、排便を促します。非常に強力な作用があることで知られています。

便秘を引き起こすさまざまな原因

慢性便秘の原因はささいなことがきっかけです。例えば朝、起きるのがギリギリでトイレに行く時間がなかったり、仕事に出かけても忙しさからトイレに行く機会を逃してしまい、便意を我慢し続けた結果、次第に便意がなくなってしまったというパターンが多いのです。

また食生活の乱れがきっかけとなることもあります。普通、食べ物が胃の中に入るとその信号を脳が受けて胃・結腸反射（大ぜん動）が起こります。しかし、忙しいからと朝食をとらないと、この胃・結腸反射が起こりにくくなり、排便しにくくなるのです。

また、きちんと食事をとっていても、ダイエットや偏食などで食事量が少なかったりして、便のかさを増す食物繊維の量も不足し、出すものがなくなって便秘になったりもします。

欠食や食物繊維の不足は若い人の間で問題視されています。特に食物繊維の摂取不足はかなり深刻です。

厚生労働省の「食品摂取基準」では、18～49歳の女性の理想的な食物繊維摂取量として1日あたり20～21グラム（男性では26～27グラム）という数値が提示されています。しかし、その数値にはほど遠いのが現実です。年齢別の食物繊維摂取量を見てみると、若い女性が特に足りていないことがわかります。30～39歳の女性では12・7グラム、20～29歳の女性にいたっては12・2グラム。理想的な摂取量と比べると8～9グラムも不足しています。

便秘にはさらに生活リズムの乱れも深く関係しています。

すでにお話ししましたが、排便のリズムには自律神経が関係しています。この自律神経には、交感神経と副交感神経の2つがあり、これらがうまく調整されることで、私たち人間は健康を維持できるのです。

　ところが、夜遅くまで起きていて睡眠時間が短くなり、日常生活のリズムが狂うと、自律神経の働きも乱れてしまいます。現代人の多くは交感神経が優位になっている「過緊張状態」です。交感神経の緊張は腸の働きを悪化させてしまうため、便秘になりやすいのです。

　その他の便秘の原因として虫垂炎（いわゆる盲腸）、子宮筋腫など手術でお腹を開けたことによって起こる「腸管癒着症」があります。メスなどでお腹を開け、空気にさらされると隣り合った臓器がくっついてしまうことがあるのです。これががんこな便秘の要因となり、適切な薬物をうまく使わないとコントロールができません。

　また、これは女性特有ですが、生理前に便秘になりやすいという人は多いのではないでしょうか？

　これはホルモン・バランスの変化によるものです。具体的には女性ホルモンのうち、黄体ホルモンが多い時期には腸管運動の低下が起こりやすいことが明らかで、これが日常生活にさしつかえるレベルになると、月経前症候群ということになります。女性に便秘が多いといわれる原因の1つです。

老化と便秘の関係

「昔は便通の悩みなどなかった。年をとるにつれて便秘がちになってきた」

高齢者の患者さんがよく口にする言葉です。

定年退職後、便秘に悩むようになる人も珍しくありません。便秘は女性の悩み、と思われがちですが、高齢者に多いという特徴もあります。

なぜ高齢になると便秘になりやすくなるのでしょうか。大きな理由の1つが加齢によって起こる大腸の機能低下です。

専門的にいうと大腸壁の弾力性が弱くなります。腸管粘膜の神経細胞の数も低下していきます。細田（四郎。元滋賀医科大学教授）らの報告によると、人の腸管壁の強さは結腸、直腸とも10代において最も強く、加齢とともに減弱することが指摘されています。

さらに高齢者の場合、「健康のために」と食べる量が減ったり、運動量が減ったり、さらには全身の病気などが引き金となって、排便障害から便秘へとつながっていきます。

一般に、高齢者は若い人に比べ、すでに免疫力が低下している状態です。がんの発症率が高齢になるとぐんと増えることもこの免疫力と深くかかわっています。便秘を引き起こすことによって腸内環境が悪化することで、さらに体の機能が悪化しやすいといえるわけで、高齢者の健康のためにも便秘の予防は必須といえるでしょう。

胃と腸は連動している

腹部の不快感と同様に起こってくる「胸やけ、悪心《おしん》等の不快感」も腸が原因のことがあります。便秘が続き、S状結腸などまで便がたまると、腸内に発生したガスの抜け道が塞がれます。すると腸内の腹圧が上がるためガスが胃を圧迫し、食欲不振や胸やけを引き起こしやすくなるのです。

私のクリニックを受診した慢性便秘の患者さん520人から症状を聞き取って分析してみたことがあります。胸やけなど胃や食道の病気が疑われる方で、胃の内視鏡検査を施行した人のうち、逆流性食道炎と確認されたケースはなんと46人（9％）にものぼりました。

胃の内容物が食道に逆流することによって起こるさまざまな症状を「胃食道逆流症」と総称します。このうち、胃酸によって食道粘膜が傷つき、炎症を起こしているのが逆流性食道炎です。

かつては高齢者に多い病気でしたが、最近は20、30代の若い患者が増加傾向にあるといわれています。背景には食生活の欧米化（脂肪の多い欧米食は胃が刺激されやすく、胃酸の分泌が活発になる）があることが指摘されていますが、腸のストレスもその一因になっていることに私は気づいたのです。

便秘がよくなって、逆流性食道炎も改善した

便秘と胃の症状が関連しているという考え方はまだ、一般的ではありません。私自身、胃と腸の自覚症状は無関係のものと考えていました。つまり胃、腸の障害は別の原因で起こるものと思っていたのです。

しかし、クリニックの「便秘外来」で、若い女性の中に悪心や胸やけを伴っている人が存在することに気づいて、考えをあらためました。

最初はたまたま刺激性のある食事を摂取して、逆流性食道炎を併発したのではないかと考えていましたが、同じような方が多いので、関連を疑わないわけにはいかなかったので

す。

さらに、このような人たちには制酸剤の服用と便秘の治療を併用しましたが、便秘の治療がうまくいってお腹の膨満感が改善しないと、胸やけはなかなか改善しないことがわかりました。

こうした人たちは便秘治療をきちんと行い、排便のコントロールがうまくいって、お腹の膨満感が改善されると、いっきょに胸やけが改善したのです。

逆流性食道炎の治療では、胃酸の分泌を抑制するプロトンポンプ阻害剤（ＰＰＩ）が第一選択となりますが、便通が改善された人はほとんどこの薬がいらなくなりました。これは便秘によって腹圧が上昇し、胃を圧迫することで逆流性食道炎を起こすことの証明であり、腹圧が低下することで、胸やけも改善するということを示しています。

しかし、便秘や大腸からの視点で逆流性食道炎を治療している医師は、おそらく少ないでしょう。

実際、教科書や医学文献を調べてみても、逆流性食道炎と便秘に関する文献は、１つも見つけることができませんでした。唯一、探せたのは、「腹圧が上がることによって逆流性食道炎を起こす可能性がある」というものだけでした。

その理由は、大学病院の研究システムにありそうです。というのは、食道・胃・十二指腸等の上部消化管を研究するグループと、大腸の病気や便秘等の下部消化管を研究するグループは、まったくといってよいほど交流がないからです。

つまり下部消化管を研究するグループは、上部消化管の研究をあわせて行うということはめったにないのです。

大腸がんと便秘の因果関係

便秘を放置して一番怖いのが、大腸がんのリスクが高まることです。

大腸がんのリスクとしては動物性脂肪や乳製品の摂取、運動不足などいくつか指摘されています。便秘については明らかな見解は出ていませんが（ただし、2～3日に1度の排便の人より、10日に1度の排便の人のほうが、大腸がんのリスクが高くなることは指摘されている）、私は長年の臨床経験からみて、間違いなくその1つの要因であると確信しています。

それは大腸がんが、便がたまりやすいS状結腸や直腸に非常に多くみられることでも明らかでしょう。私が以前、勤務していた松島病院大腸肛門病センターで調べたときも、患者さんのがんの約70％は直腸とS状結腸に集中していました。

腸には食べたものの消化や吸収のために肝臓から「二次胆汁酸」という消化液が分泌されます。便秘になるとこの胆汁酸の濃度が濃くなることが明らかで、しかもこの二次胆汁酸は大腸がんの発生を促進する因子であることが知られています。

また、近年、大腸がんとメタボリックシンドロームとのかかわりが指摘されています。ハーバード大学公衆衛生大学院栄養・免疫科のエドワード・ジオバヌッチ教授の研究によれば、インスリンと、インスリン様増殖因子のＩＧＦ－１の上昇が大腸がんのリスクを上昇させると報告しています。

インスリンは膵臓から出るホルモンで、ブドウ糖の代謝を行うために欠かせないものですが、過度に分泌が続くと、高インスリン血症を引き起こします。高インスリン血症は食べすぎや肥満などで起こりやすくなります。まさにメタボは大腸がんの危険因子といえるでしょう。

大腸がんは他のがんより治りやすいといわれていますが、再発率は高く、５年以内に大腸がんが再度発見される割合は３～７％前後といわれています。

なぜ再発率が高いのかははっきりしませんが、がんのほとんどは生活習慣病といわれており、再発予防においても食生活を中心とした腸の対策が大事です。しかし、完治しても腸にストレスがかかる生活が変わらなければ、再発しやすくなるということだと思います。

なお、大腸がんは初期には自覚症状はありませんが、進行してくると便秘や下痢など便通異常の症状があらわれます。ですから、便通異常があった場合は、こうした病気の有無を確認するために大腸内視鏡検査を実施するのが原則です。

停滞腸とは何か

「便は出ているのにお腹が張る」「残便感がある」……。このような兆候の人は「停滞腸《ていたいちょう》」の可能性があります。この言葉を初めて聞く方も多いでしょう。実はこの言葉は医学用語ではなく、私が作った「造語」なのです。

腸は消化・吸収・排泄のために「ぜん動運動」を行っており、眠っているときも動いています。これがあるからこそ眠る前に食事をとっても朝にはある程度、消化されているわけで、栄養物の消化・吸収ということからも体にとって非常に重要な働きをしています。

ところが、この大腸内視鏡検査をしていると、このぜん動運動がほとんどないような方がいるのです。なかには働きが鈍って止まりそうな状態にある人もいます。

そこで「腸が停滞してる」という意味で、「停滞腸」と命名したわけです。このような人は排便の有無にかかわらず、「お腹のガスが多く、お腹が膨満してしまう」という症状を強く訴えます。こうした人は想像以上に多いようです。

停滞腸の原因としては、朝食を抜く食生活（2回食）や、無理なカロリー制限のあるダイエット、特に炭水化物抜きダイエットなどで栄養バランスが崩れ、食物繊維が不足していることが一番の原因です。

このほか、運動不足やストレスなどもきっかけになります。特に1日2回食や間違えたダイエットは、食事の量も少なくなるため、ますます腸の動きが悪くなるという悪循環におちいります。

また、女性の訴えに多いのですが、便秘をしていないのに、「なんとなくいつもお腹が張っているような気がする」とか、「お腹がポッコリ出てきた」という悩みは、停滞腸が原因であることが考えられます。

停滞腸のチェックには大腸内視鏡検査が一番ですが、ここでは「日本人の腸とストレスとに関する調査」のアンケートにも使用した、簡単な質問に回答するだけでわかるセルフチェック表をご紹介します。

〈停滞腸チェックリスト〉

①朝食は食べないことが多い
②野菜、果物、きのこや海藻は食べることが少ない
③納豆は嫌いである
④料理にはオリーブオイルではなくサラダ油を使っている
⑤魚より肉を食べる
⑥水分をとることを控えている
⑦外食やコンビニ食をよく利用する
⑧お酒を飲みすぎることが多い
⑨現在ダイエットをしていたり、過去にダイエットをしたことがある
⑩トイレに行きたくなっても我慢することがある
⑪下剤を1年以上、使っている

⑫運動不足である（週2時間以下）
⑬睡眠時間は1日6時間以下である
⑭ストレスがたまる職場である
⑮食べ物やエアコンで体を冷やすことが多い
⑯猫背など姿勢が悪い
⑰この中にあてはまるものはない

▽**回答**
YES：0～3個　健康な腸
YES：4～8個　生活が停滞腸に傾いています
YES：9～13個　腸が危険信号を発しています。今すぐに腸の働きをよくする生活習慣を始めてください
YES：14個～　腸は最悪の状態でほとんど動いていません。重症の便秘や腹部膨満感などすでにさまざまな症状が出ていると考えられますので、すぐに対処してください。必要に応じて医療機関を受診しましょう

下痢を放置しておくとよくない理由

下痢もまた誰もが経験する症状です。２章で紹介した「日本人の腸とストレスとに関する調査」では、ストレスを強く感じると出る症状の第5位に下痢が挙げられています。つまり、ストレスで腸と脳のリズムが崩れている人が多いのかもしれません。

下痢もまた便秘と同様、はっきりした定義はありませんが、成人で２００ml／日を超える水様便が出るとする場合が多いようです。約３週間以上持続する下痢を「慢性下痢」といいます。

下痢はなぜ体に悪いのでしょうか？　下痢が長期にわたって続くと、まずは体の中の水分量が低下してきます。水分を補給しないと脱水症状を起こし、さらにひどくなってくると体重減少、発熱などをともなうこともあります。つまり、全身が消耗してしまうのです。

また、下痢によって腸管の運動が活発になりすぎると、しばしば腹痛も起こります。このような症状が長く続くとどうなるでしょうか。軽い場合は、トイレに行く回数を増やすだけで改善しますが、重くなると便がもれてしまう失禁が起こってきます。

実際、下痢がとまらず、便失禁の対策として女性用ナプキンを使っている男性もいるほどで、下痢がいかにＱＯＬ（生活の質）を下げてしまうかがわかろうというものです。

下痢を引き起こすさまざまな原因

下痢の原因はさまざまで、むしろ便秘より多様であるといえます。

小腸で起こる下痢は、主に食べ物を食べすぎたり、飲みすぎたりしたときに起こります。腸粘膜の働きが弱くなり内容物から水分を吸収できなくなると、便の水分が増えます（水様便）。お腹を冷やしてしまったときにも同じように、粘膜の働きが弱くなるといわれています。

ただし、一時的なことが多いのでそれほど心配はいりません。

大腸で起こる下痢はぜん動運動が活発になりすぎたり、粘液の分泌が多すぎたりするために起こり、腹痛をともなうことが多いのが特徴です。

急性に起こる下痢のほとんどはウイルスが原因です。代表的なのが冬場に起こるノロウイルスでしょう。胸のむかつきと嘔吐から水っぽい下痢が急に始まり、４、５日続くという経過をたどります。

一方、なかにはコレラ菌やO－157など細菌や毒素で起こる下痢もあります。病原性が強いので、ウイルスに比べ、激しい症状があらわれるわけで、症状の大きな目安となるのが血便です。

下痢・血便が長く続く場合、潰瘍性大腸炎やクローン病を発病している可能性もあります。

私の患者さんの中には、ほかの病院で過敏性腸症候群と診断されたあとも、なかなかよくならないということで、私のクリニックに来院され、大腸内視鏡検査を受けて「クローン病」と診断した方がいます。ですから、便秘を含む便通異常が長く続く場合は、内視鏡検査を含めた適切な診断を受けることが不可欠なのです。

また、「下痢」がつらいからと「下痢止め」を使うのは要注意です。というのも、便そのものはある意味で老廃物なので、体内にためないで外に排出すべきだからです。特にO－157などは「下痢を完全に止めること＝菌を体内に保有することになる」ため、下痢止めは禁忌です。

下痢止めは確実に診断のついた下痢型の過敏性腸症候群や、背景に大きな病気が隠れていない機能性下痢に限られます。

過敏性腸症候群といわれたら

電車にのっている途中でお腹が急に痛くなり、駅のトイレへかけこむ……。「過敏性腸症候群」と聞くとこんなイメージを持つ人が多いのではないでしょうか？　俗に「各駅停車症候群」といわれ、サラリーマンに多い病気と考えられています。

しかし、この病気が正確に診断されているケースは意外に少ないようです。実はこの病気、原因がいまだはっきりせず、専門家でなければ診断を下すのが難しいのです。

過敏性腸症候群には次の3つのタイプがあります。

①下痢型：硬い便またはコロコロした便が25％未満で、やわらかい便、または水っぽい便が25％以上
②便秘型：硬い便またはコロコロした便が25％以上あり、やわらかい便または水っぽい便が25％未満

③混合型：硬い便またはコロコロした便が25％以上あり、やわらかい便または水っぽい便が25％以上

これを見てもわかるように、過敏性腸症候群の症状は、下痢ばかりとは限らず、便秘型や下痢と便秘の混合型があるのです。

消化器の専門研究グループであるローマ委員会が作った第3版であるローマⅢ基準として提示されている過敏性腸症候群の定義では、「過敏性腸症候群とは、腹部不快感や腹痛をともなう様々な排便障害や排便習慣の変化が存在するが、それらを説明しうる器質的疾患（たとえば大腸がんなど）や生化学的異常が見出せない腸管の機能的疾患」とされています。つまり、便秘や下痢、腹痛などが認められ腸管の働きが異常だが、詳しい検査をしても大腸がんなどの病気や異常が見つからないということです。

その後、２００６年に診断基準が改訂され、よりわかりやすいものとなりました。その基準をまとめると次のようなものになります。

最近３ヶ月間に、以下の３項目中の２項目以上と関連し、最低月３日以上繰り返す腹痛、

あるいは腹部不快感を認めるもの。
①排便により軽快する
②排便回数の変化をともなう
③便性状（便外観）の変化をともなう

しかしながら、この診断基準では過敏性腸症候群と診断をつけるまでに症状が発生して最低6ヶ月以上は経過しており、最近3ヶ月について診断基準を満たすものとなっています。

つまり、過敏性腸症候群の症状が6ヶ月以上続いていないと診断がつけられないということになります。このような基準から考えていくと、完全に過敏性腸症候群と断定できる患者さんはそうはいないのではないかと思われます。

過敏性腸症候群の原因

過敏性腸症候群の原因として、特に大きく関与しているのが「消化管運動の異常」と「消化管知覚過敏」といわれています。

大腸の運動には大きく食べたものを細かくする「分節運動」と、食べたものを移動させる「ぜん動運動」があることは前述しましたが、これらの運動の異常から便秘や下痢が起こるのではないかと推測されています。

腹痛等にともなって、小腸や大腸等の運動が活発になったという研究結果が報告されています。また、なかでも大ぜん動といわれる食後のぜん動運動（胃・結腸反射）の過敏性が激しく、誘発されやすいことなども報告されており、セカンド・ブレイン（第2の脳）が関与している可能性もあります。

消化管知覚過敏というのは、消化管がちょっとした刺激に過敏に反応するということです。実際、過敏性腸症候群の人では、消化管拡張に対する疼痛閾値《とうつういきち》の低下、つまり腸管の壁が伸びることで、ちょっとした刺激でも強く感じやすいということが報告されています。

ただし、腸の表面つまり粘膜には、痛みなどの知覚神経は存在しません。例えば、大腸内視鏡検査においてポリープなどの表面を一部とって調べる生検という検査では、患者さんは痛みはまったく感じないのです。ですから消化管知覚過敏についてもセカンド・ブレインが関与している可能性があるのです。

過敏性腸症候群の対処法

過敏性腸症候群の原因として、以前はストレスとの関連が大きく取り上げられてきました。しかし、最近の研究では、ストレスは原因というよりは、症状を増悪させる因子であるという考え方に変わってきています。

症状が軽い人であれば、食事療法が有効です。過敏性腸症候群の患者さんは食事をとると起こるぜん動運動が健康な人に比べて、とても激しいのです。そのために下痢を引き起こす傾向にあり、特にぜん動運動が活発になる朝は起きがけに食べることを避けてもらい、会社に行ってから、食事をとってもらうのです。

軽い人ではこれだけで症状が落ち着く例もあります。

ストレスが憎悪因子になる下痢

仕事でのプレッシャーや、人間関係の悩み、家庭や友人関係でのトラブル……こうした精神的ストレスが憎悪因子となって下痢を発症することもあります。過敏性腸症候群とまではいかなくても、頻繁に下痢が続き、仕事や日常生活に支障をきたすようになってしまいます。このことがさらなるストレスとなって症状が悪化することもあります。まさに脳腸相関です。特にこれといった腸の病気に起因しないこうした下痢を、専門用語で「機能性下痢」といいます。機能性下痢は過敏性腸症候群の亜型で、腹痛等がない、より軽い症状のものと考えるとわかりやすいのです。

機能性下痢では当然ながら、大腸内視鏡検査を行ってもはっきりとした異常が認められません。原因がわからないことから患者さんはさまざまな病院を受診し、検査を何度も繰り返すようなことになります。

しかし、診察室で患者さんの話にきちんと耳を傾け、また、憎悪因子であるストレスを取り除くコツなどを指導するとうまくいくことがけっこうあるのです。

例えば、会社員の男性（36歳）は若いときから下痢に悩んでいました。社会人になってから症状がさらに悪化。友人から「大腸がん」の話を聞き、心配になって私のクリニックにやってきました。

大腸内視鏡検査でも異常は見られませんが、話を聞いていると、商談などストレスのかかるときに下痢がひどくなるといいます。そこで、腸内の善玉菌を増やし、腸内環境をよくする乳酸菌製剤を処方しました。

同時に、「ゆっくりお風呂にはいる」「好きな音楽を聴く」などリラックスの方法についてもアドバイスを行いました。また、この男性はお酒を毎日飲んでいるということでしたので、これを控えるようにアドバイスしました。次項で詳しく述べますがアルコールは腸の動きを活発にする働きがあり、飲酒の習慣があると慢性的に下痢の症状が起こりやすいのです。

こうした治療の結果、男性の下痢は約1ヶ月で改善しました。

「長年、悩んでいたのが信じられない」

と、とてもうれしそうな顔でこたえてくれたことが印象に残っています。

アルコールと下痢

実は機能性下痢の大きな引き金になっているものの1つがアルコールです。

アルコールはそれ自体、小腸を刺激する作用があります。また、アルコールが腸に入ると、腸管での水分の吸収が阻害されます。このため、便のもととなる内容物のほうに水分が増えてしまうことから下痢が起こります。さらにビールやウィスキーの水割りなどの場合、冷たい水を多量にとることとなります。これも下痢を起こしやすくなる原因です。

ですから「酒飲みにまず便秘症はいない」と思って間違いないのです。過敏性腸症候群の下痢型といわれている人たちの中には、アルコールが影響しているケースも少なくありません。腹痛をともなっていない場合、その可能性が高いといえます。

このような人々ではアルコール摂取を控えることで症状が劇的によくなります。

4章 腸がよくなるだけで、脳も体もこんなに元気に！

腸が元気になって、人生が変わった

さて、1~3章までは日本人が腸ストレスにさらされている現状、さらに腸が体の中でいかに重要な臓器であるかということをその仕組みと働きから、詳しく解説していきました。

あらためて自分の腸を見直し、正しい食習慣に取り組もうと思われた方も多いでしょう。そのためのノウハウについては、長年の経験から私が患者さんに紹介し、効果を上げているポイントを5、6章で紹介しています。

その前章となる4章ではすでに腸を改善する生活にチャレンジし、健康を取り戻すことができた患者さんの代表的なケースをご紹介していきたいと思います。

なお、ケースについては患者さんが特定されないように、一部、内容を変えてあります。

便秘がよくなったら抗うつ薬の量まで減らせた

最初は50代の専業主婦、山本さん（仮名）のケースです。

山本さんは私の著書を読んだことがきっかけでクリニックにやってきました。診察室に入ってきたときはとても暗い表情で、生気がなく、重症便秘患者さんの苦悩がすぐに想像されました。

話を聞いていくと5年ほど前からがんこな便秘が始まり、下剤に頼る生活になりました。今では4、5日に1度、下剤を用いてたまった便を排出するのが習慣になっているといいます。

「下剤を使うときには腹痛もひどくなるし、便を出した後もお腹がすっきりしない。なにか悪い病気ではないか」

と心配になったものの、恥ずかしさもあって、なかなか医療機関を受診できなかったということでした。

さらに詳しく聞いていくと山本さんは40代の前半からうつ病にも悩まされていました。つまり、朝から調子が悪いのです。仕事先で人間関係のトラブルに巻き込まれ、あるとき、ベッドから起き上がれなくなってしまったそうです。

以来、近くの心療内科に通い抗うつ薬の処方を受けていますが、よくなったり、悪くなったりの繰り返しで回復にはいたりません。うつ病の発症がきっかけで仕事も辞めてしまったということでした。

便秘の患者さんには、まずは耳を傾け、訴えをきちんと聞いてあげることが大事です。その上で、大腸内視鏡検査を受けることをおすすめしました。

腸の状態を見せてもらったところ、ポリープやがんなどの病変はないものの、腸がほとんど動いていません。つまり、「停滞腸」の状態で、大腸メラノーシスと思われるシミも広範囲に見つかりました。

山本さんにこのことを説明し、便秘を下剤で解消するだけでは根本の改善にならないことを説明しました。腸の動きをよくするためには食事療法を中心とした生活習慣が大事であることをお話ししました。

ただし、重症の便秘であり、長年、アントラキノン系の下剤を使っています。いきなりこれをやめるわけにはいきません。「まったく便が出なくなったらどうしよう」と患者さんも不安になるのです。そこで、便をやわらかくするマグネシウム製剤と、直腸内に入れると炭酸ガスが発生して直腸を刺激する新レシカルボン坐剤®という坐薬を併用しながら、まずはアントラキノン系下剤を徐々に減らしていくようにしました。

食事療法では朝のリズムを取り戻すため、朝食時にオリーブオイルやオリゴ糖、乳酸菌製剤などを取り入れてもらいました。

特に気に入ってくれたのがオリーブオイルです。128ページに詳しく記載してありますが、オリーブオイルは腸管の働きをよくして、便通を促進します。天然の下剤ともいわれ、ヨーロッパでは便秘のときに子どもによく使われます。

山本さんは料理が好きだったので、サラダやパンにエキストラ・バージン・オリーブオイルをつけて、毎朝食べました。

また、セロトニンの原料となるトリプトファンの多い食事を多くとることも心がけました。

トリプトファンはアミノ酸の一種で、セロトニンの原料となるため、うつ病の食事療法として注目されていますが、第2の脳である腸においても、セロトニンが重要な役割を果たしていることがわかっています。140ページに詳しく解説してありますが、トリプトファンの多い食材には肉、魚、豆、種子、ナッツ、豆乳や乳製品などがあります。

そうこうしているうちに、外来にやってくる彼女の表情が明るくなってきました。下剤を使っているものの、以前よりスムーズに便が出て、体の調子もいいといいます。

半年もするとアントラキノン系下剤の量は大幅に減らすことができ、1年後にはいずれの下剤もほとんどなしで排便できるようになりました。

それと同時に山本さんから、「毎日服用していた抗うつ薬の量が減ってきました」とうれしい報告がありました。心療内科の主治医にも驚かれたということでした。

うつと便秘の関係

山本さんのケースは、私が腸と脳との相関を考えて日々、治療を行っている中で、実に象徴的なできごとでした。もちろん、山本さんのうつ病の主な原因はご本人のおっしゃるように、会社での人間関係が大きな引き金でしょう。しかし、便秘もうつ病がなかなかよくならない要因の1つだったと思われます。

山本さんは大腸メラノーシスができるほど長期に下剤を使用していました。その状況は脳に継続して伝わり、常にうつうつとした気分にさせられていたに違いないのです。

ちなみに抗うつ薬自体にも、腸管の働きを悪くさせる副作用があります。薬を服用している場合は特に便秘対策に注意しなければならないともいえます。

便秘と腹部膨満感の解消で、冷えも肩こりもよくなった

便秘とは無縁だった恵子さん（仮名、39歳）は、36歳で第1子を生んだ直後から便秘に悩むようになりました。朝食後に便意がまったく起きず、朝のリズムが悪化しているようでした。

出産時に肛門括約筋が障害されたことで、まったくいきむことができなくなり、直腸にたまった便を出すのにトイレで何時間もかかりました。このため、下剤に頼る生活になってしまったといいます。

育児が忙しく、3度の食事をきちんととれないことなども便秘を悪化させる原因になっていたようです。このため、恵子さんは知り合いを通じて私のところに相談に来たのです。

そこで彼女に腸を活発にする食事について指導しました。育児で忙しくても朝は必ず何か食べることが大切です。何もなければ朝のリズムを作るために、バナナとヨーグルト、オリゴ糖を混ぜたものでも十分であり（152ページ）、ここに腸を動かす冷たい水があれば最良です。

また、食物繊維を豊富に含む食品には、納豆や豆腐など、調理を必要としないものがたくさんあることや、エキストラ・バージン・オリーブオイルの効果などについて説明しました。すると、1週間もたたないうちに、下剤なしで決まった時間に排便できるようになったのです。

その後も食事療法をしっかりと続け、2年ほどたった今では便秘とは無縁の生活になりました。「朝、お腹がすっきりすると同時に脳もすっきりするようです」と感想を述べてくれました。食生活が乱れると、今でも便が出ても硬かったり、残った便からガスが出てお腹が膨らむといった症状があるようですが、そんなときは、散歩をしたり音楽を聴いたりとリラックスすることで、うまく解消しているといいます。

そんな恵子さんが便秘の解消とともに気づいたことがあります。それは便通がよくなってから肌荒れがほとんどなくなり、以前からの悩みだった肩こりや冷え症が改善されたということです。

自律神経のアンバランスと冷え症、肩こり

冷え症のある人の多くに便秘があり、便秘の人の多くは冷え症に悩まされています。以前、カルテで患者さんがどのくらい冷えを訴えているかを調べてみたことがありますが、126人中88人と約7割の患者さんに冷えの訴えがありました。

便秘の患者さんはしばしば、「冬が苦手で靴下を履かないと眠ることができません」「夏のエアコンがつらくて、膝かけが欠かせません」などと訴えます。なかには「お腹が冷たくなる感じがします」というものもあります。このように冷えの症状が悪化したとき、便秘もひどくなるケースが多いようです。

冷えは自律神経の働きを狂わせるため、腸の働きを悪化させる原因になることが考えられます。また、交感神経を優位にさせて血管を収縮させるので、血流が滞り、肩こりなどが起こりやすくなります。

恵子さんは便秘だった頃、運動不足で、入浴もシャワーですませることがほとんどでした。便秘改善のために運動を励行し、お風呂に入る機会も増えたことが全身にもいい影響をおよぼしたのでしょう。

最近は平熱が低い低体温の女性が増えているそうですが、体温の維持は免疫力アップに欠かせません。風邪をひいたときに出る熱も病原菌を殺すために必要なもので、高熱によってがん細胞が破壊されるという研究もあります。便秘を改善し、体を温めることは非常に重要です。

便秘で悩む営業職の男性

保険の外交員をしている東山さん（仮名・男性、46歳）。2年ほど前に、マスコミの仕事から転職しました。営業成績によって収入も大きく左右されるので、全国どこでも声がかかれば飛んでいきます。

そんな東山さんは不調とは無縁の生活でしたが、半年ほど前から便秘に悩まされるようになりました。東山さんは移動の主な手段を車にしています。東北や関西なども都心からマイカーで移動するのですが、とにかく、時間に追われていますし、渋滞に巻き込まれてトイレを我慢しなければならないこともしばしばです。

やがて、直腸に便がたまってきても、なかなか排便ができなくなりました。いきむと痛くて、軽い痔も発症しました。

困った東山さんは友人の紹介で私のクリニックにやってきました。そこで、便秘にならないための生活指導を行いました。

もともと食に関心が強い東山さんは、手軽に食物繊維がとれるファイバードリンクなどをうまく利用。自宅で料理を食べられるときは奥さんに頼んで、かつおぶしでだしをとった野菜たっぷりのグルタミン酸スープ（オリエンタルスープ。136ページ）を作ってもらいました。

また、都内は車でなく、できるだけ電車で移動することにしました。これですとトイレに行きやすく、運動不足の解消になります。

下剤を使っていなかったこともあって、東山さんの便秘は1ヶ月もたたないうちによくなりました。

さらによいことがありました。実は東山さんは会社の健診でコレステロールが高めだと指摘されていたのですが、便秘が解消するとともにコレステロールの数値が正常に戻ったのです。

生活習慣病予防には食物繊維

実は最近の研究で、食物繊維には脂質異常症（高コレステロール血症など）の原因となるコレステロールや血糖値の上昇を抑える作用があることが明らかになってきました。

軽いコレステロール血症の成人男性36人を対象に、食物繊維が豊富なオーツ麦で作ったオートミール粥を1日1回、12週間摂取してもらった実験では、対照群（白米とセルロースを含む粥を同じパターンで摂取）と比較して、オートミール群のほうが摂取期間中の総コレステロール値が低かったという報告があります。

こうした働きは食物繊維の中に含まれる成分が、体内へのコレステロールの摂取を抑えたためと考えられています。

便秘が治って、体重が減少

女性の関心事の1つといえばダイエットでしょう。便秘を治した結果、1週間で3kgの減量に成功した女性がいます。看護師の佐藤さん（仮名、28歳）です。

佐藤さんは身長151㎝で体重46kg、ベスト体重の41kgをややオーバーしています。太り始めたのは2年ほど前、第2子を出産してからといいます。体重を減らそうとさまざまなダイエットを試みましたが、成功にはいたらず、リバウンドでかえって体重が増えてしまうという繰り返しでした。日中は看護師として働いていたこともストレスとなり、リバウンドに拍車をかけたようです。

コンビニでついついお菓子を買ってしまいます。夕食後も甘いケーキなどを食べたりします。週末はお酒を飲むのが習慣です。夜遅くまで食べすぎた日は翌朝、顔がむくみ、胃は重たいので朝食を抜くようになっていました。これが朝のリズムを狂わせたようで、やがて便秘が慢性化してきたのです。3～4日に1回、トイレに閉じこもって硬い便をいきんで出す日々を送っていました。

そんな彼女が私の本に出会って、食事療法を試みてくれたのです。具体的には便秘にならないダイエットメニューで、カロリーを抑えつつも、食物繊維が多い食材を私の考案した「1カップあたりの食物繊維の量（ワン・カップ法）」（123ページ）からチョイスして、日々の生活に取り入れてくれました。

過去に出版した私の著書のレシピから、寒天入りのご飯や食物繊維たっぷりの肉団子、

「ファイバーボール」なども活用し、さらに腸管の働きをよくするペパーミントジュースを仕事場でも飲むようになりました。

その結果は劇的なものでした。試した翌日には汗がジワジワと出てきました。これは体の代謝がよくなってきた証拠です。冷え症で夜も眠れないくらい手足が冷たくなる彼女は、普段の生活で汗をかくことなどほとんどなかったといいます。

まもなく便秘が解消し、多い日では1日に3回も便が出るようになりました。最初は硬い便でしたが、1週間後にはやわらかいバナナ状の便がスルンと出るようになったといいます。体重を測ったところ、1週間でなんと3kgも落ちていました。

その後、体重は3ヶ月で理想体重の41kgに減り、リバウンドもなく順調な経過をたどっています。

食物繊維で中性脂肪が減る

食物繊維をとると脂質代謝（体に必要な脂質を新たに作ったり、必要のない脂質を減らす働き）がよくなることは以前からいわれていました。そこで私は実際に食物繊維の摂取によってどれくらい中性脂肪が減るものなのか、調べてみることにしました。

対象としたのは血液中の中性脂肪の値が150㎎／dl以上（正常域は150㎎／dlまで）で、試験に同意してくれた16名の人たちです。

この人たちを本人には知らせずに2つのグループに分け、一方には食物繊維が7・5グラム含まれている飲料を、もう一方には食物繊維が含まれない飲料をそれぞれ1本ずつ夕食時に飲んでもらいます。2ヶ月間飲んでもらった後に血中の中性脂肪にどのような変化が起こるかを見ていきました。

その結果、食物繊維入りの飲料を摂取したグループでは摂取前の268・1㎎／dlから193・4㎎／dlへと大幅に下がっていることがわかったのです。これに対して食物繊維を摂取していないグループではほとんど変化が見られませんでした。

この実験でいえるのは「通常の食事に食物繊維を7・5グラムプラスしたほうが中性脂肪が減る」ということです。食物繊維7・5グラムとはどのくらいの量でしょうか？　例えば、身近なもので食物繊維の多い食材を挙げると、ライ麦パンであれば1食分（薄切り2枚60グラム）、リンゴなら1個（300グラム）で4・5グラムなどがあります。

忙しい人は市販のファイバー（食物繊維）入り飲料で補うなどの工夫ができます。

オリーブオイルでリバウンド知らず

もう1つ、佐藤さんがダイエットに成功した理由に、「オリーブオイル」があるでしょう。実はファイバーボールに限らず、私が紹介している食事療法のメニューでは、調理やドレッシングなどにオリーブオイルを必ずといっていいほど使います。オリーブオイルが自然の下剤であり、便秘によいことはすでに述べましたが、欧米では今、オリーブオイルにダイエット効果があることが話題になっています。

ダイエットに油というとかえって太りそうですが、適量ならその心配はありません。逆にダイエット失敗の原因に油脂類を抑えすぎてしまうことがあるといわれています。

オリーブオイルを使った地中海式料理では満腹感が得られ、リバウンドがほとんど起こりません。また、オリーブオイルの作用が悪玉コレステロールなどを減らしてくれるのです。

この事実は2008年にアメリカの権威ある医学雑誌『ニューイングランド・ジャーナル・オブ・メディスン』誌上において発表されました。このため、今、和食と同じくらい、地中海式料理が注目を浴びています。

地中海式料理はわかりやすくいえば、スペインや南イタリアの食事です。トマトを中心に野菜をふんだんに使い、魚をうまく取り入れるのが特徴です。

この料理の特徴は実は和食と共通するところがあります。今の日本人は各国の料理をうまく取り入れるのが得意です。私も地中海式料理と和食の組み合わせを便秘治療の一環としてよく紹介しています。

腸が動くようになり、胃の悩みも解消

山田さん（仮名・男性、63歳）は元公務員。在職中は生活習慣病の兆候を多少指摘されるくらいで、いたって健康な生活を送っていました。

しかし60歳で退職した後から、しばしば、食後の胃のもたれに悩まされるようになりました。お腹がすいて食べ物を口に入れるまではいいのですが、まもなく、胃から内容物が上がってくるような不快感。のどがピリピリする感じもあります。こうした症状は食後、3、4時間たっても改善せず、ときには胃がしくしくと痛むこともありました。

しかし、定期的に受けている人間ドックでは胃には問題がないといわれました。それでも症状が一向によくならないため、私のクリニックにやってきたのです。

早速、胃と大腸の内視鏡を行うことになりました。実は山田さんに聞いてみると定年後から便秘にも悩まされており、市販の下剤を使うこともときどきあるといいます。

「たぶん、異常は見つからないよ」

と山田さんはいいます。しかし、予想は当たりました。山田さんの大腸の動きは停滞していて、かつ、胃の動きも悪い。停滞腸の影響が大腸から胃におよんでいる状態と考えられました。消化管全体の動きが悪化していることが、胃の内容物の逆流につながっているようなのです。

半信半疑の山田さんに、

「便秘をまず治すことから始めましょう」

と提案しました。食事療法が大事ですので、奥さんにも診察室に入っていただき、腸の働きをよくする食材を紹介しました。すると、1ヶ月ほどで便秘の症状は改善され、同時に逆流の症状もおさまってきました。

高齢者ほど腸の健康が大切

「いまさら、腸を鍛えても意味はないんじゃないか」

高齢者の方からこんな質問をいただくことがあります。しかし、答えは「ノー」です。腸を鍛えることには大いに意味がありますし、高齢者だからこそ、腸を活性化していただきたいのです。

別項でもお話ししましたが、人間は加齢とともに免疫力が低下します。がんをはじめとした病気にかかりやすいのはこのためです。そこでいかに免疫力を強化するかが健康に長生きするコツともいえるでしょう。

そのためにも腸管免疫を鍛えない手はないのです。腸管免疫のコンディションを良好にすることが、病原菌などを遠ざけることになります。食生活の面でいえば、食物繊維や乳酸菌など、日々、腸によい食事を心がけ、善玉菌を優位にしておくことがポイントです。

実は大腸内視鏡で腸の壁を見た場合、高齢者と若い人で大きな違いはありません。確かに筋肉は高齢者になると衰えますが、健康で便通異常のないお年寄りの腸は、下剤を長年使って疲弊している若い人の腸よりもよほど健康だったりするのです。

大腸がんも早期発見

　営業職としてバリバリ働く高橋さん（仮名・男性、46歳）。遅くまで働き、お酒のつきあいも連日です。そんな高橋さんは友達のすすめで気軽に受けた大腸内視鏡検査でがんが見つかりました。

「長年の不養生で、血圧や血糖値には問題があるけれど、まさかがんということはないだろう」

　と信じられない気持ちで、

「もう一度、検査をしてほしい」

　と私のクリニックにやってきました。

　再度、検査を行いましたが、やはり、がんは見つかりました。1cm以下の早期がんで、1ヶ所。内視鏡で切除できるレベルであり、根治が期待できます。ご本人にもそのことをお伝えし、あらためて別の日に内視鏡による手術を受けに来てもらいました。

　日帰り手術で、術後、2時間程度、安静にしていただいた後、帰宅をしてもらいます。

その後の病理検査で切除したがんは粘膜内にとどまり、周囲の組織にもがんは広がっていないことが確認されました。

その後は抗がん剤治療なども必要ありません。高橋さんは術語2日ほど安静にして過ごし、仕事に復帰しましたが、

「検査を受けなければ自覚症状が出るまでがんと気づかなかっただろう」

としみじみおっしゃいました。実際、高橋さんには便秘や下痢の症状はありませんでした。症状がないうちに見つかったのですから、非常にラッキーだったといえるでしょう。

早期がんの多くは無症状。だから…

高橋さんのケースのように、早期大腸がんのほとんどは無症状です。私は以前、勤務していた松島病院大腸肛門病センターで早期大腸がん患者524人を調査したことがありますが、このうち324人（62％）の方には自覚症状がありませんでした。検診目的であったり、他の疾患のために大腸内視鏡検査を受け、偶然がんが発見されたのです。

自分では「健康な腸」だと思っていたのに、実際には健康な腸からはかけ離れた状態に

なっていたといえます。大腸がんの早期発見法としては便を採取し、血便が混じっているかどうかを調べる「便潜血検査」が広く実施されています。

専用の容器に少量の便を入れて提出し、便の中に血液が混じっていないかを調べる検査です。がんやポリープなどで出血があると、便の中に血液が混じります。便潜血検査では、肉眼では確認できないごくわずかな血液を検出します。

しかし、この検査で陽性になる人の割合は進行した大腸がんで4分の3程度、早期がんでは半数にも満たないといわれています。こうした点からも、早期大腸がんを発見するためには大腸内視鏡検査が欠かせないといえるのです。

便秘、下痢と大腸がん

早期のうちにすべての大腸がんが見つかればいいですが、現実はそうではありません。大腸がんは急激なスピードで増えているので、早期から進んで出てくる症状についても解説しておきましょう。

大腸がんが進行してくると排便障害が起こってきます。なかでも便秘は代表的な症状です。がんが大きくなってくるとその表面から出血が起こり、便に血液が混じるようになります。それと同時に大腸の内腔がせばめられるので、便がうまく通過できなくなるためです。

結果、「便が細くなる」、「排便後にも便が残っているような感じがある（残便感）」といった症状が起こることがあります。

また、便秘が急に起こることもあります。下痢と便秘を繰り返したり、便通が不規則になったりという症状もあるのです。こうした症状はがんが肛門より近い場所にできたときに気づきやすいといえます。

一方、盲腸に近いところにできたがんでは出血が起きていても、肛門から遠く離れているため、肉眼で明らかに血便とわかることが少なく、気づかないことのほうが多いのが現状です。

また便秘よりは頻度は少ないですが、下痢の原因が大腸がんである場合もあります。かなり進行した直腸がんでは、通過障害があるにもかかわらず、頻回な下痢を訴える人が実際にいます。さらに頻度は少ないのですが、痔瘻《じろう》（あな痔）を持っている人の場合、肛門がんの一種である「痔瘻がん」という病気が起こることがあります。

痔瘻がんは肛門と直腸の境目の「肛門管領域」に発生する悪性腫瘍で、長期間患っていた痔瘻（肛門の周囲にうみがたまり、それが破れて出た後に瘻管といううみが出るあなができる病気。肛門周囲膿瘍という病気から進行することが多く、激しい痛みや発熱をともなう）に合併したものと定義されています。

痔瘻がんの頻度は大腸がんのうちの0・2〜0・3％、痔瘻のうちの0・1％と比較的まれな病気です。

痔瘻がんを発症すると患部からうみが出たり、分泌物が増加したりと下痢に似た症状が起こる人が20〜50％いるといわれています。これを下痢の症状と勘違いしてしまうのです。実際、私のクリニックでも、「下痢だからがんではない」と思い込んでいたために、がんの発見が遅れるケースをしばしば経験します。他の医療施設等で過敏性腸症候群とずっといわれていて、大腸内視鏡検査を行った結果、直腸に進行がんが発見されたという例などです。

痔瘻のある人は注意が必要であり、自宅療法や手術では治りにくいので、手術を受ける必要があります。

再発予防に有効な生活療法

　さて、近年、大腸がんが増える一方で、生存率は上昇しています。大腸がんはもともと、他のがんと比較すると予後はよいほうです。これに加え、早期大腸がんが見つかる例が増えたことや、再発予防に有効な抗がん剤が登場してきたことなどがあるでしょう。

　しかし、根本的な再発予防策としては、やはり生活習慣の改善が不可欠であると考えます。食生活の偏りや、過度なストレスなど、がんになる前の生活を改善しなければ、がんが再発しないまでも、別の病気が再びその人を襲うことでしょう。

　そこで私は大腸がんになった患者さんに対して、腸の健康を維持する生活を心がけるよう指導しています。特に発症前に便秘や停滞腸を持っていた人には、腸を動かすことの大切さを説明します。

　生活療法のがん予防に対する効果を科学的に証明することは難しいですが、少なくとも、便通を整え、腸に老廃物をためないことが腸へのストレスを軽減することは間違いありません。免疫力アップのためにも腸内環境を良好にすることが重要です。

　さきほどの高橋さんは、大腸がんの治療後、生活をあらためました。暴飲暴食をやめ、できるだけ家で食事をするように心がけました。レシピは魚を中心に、根菜など野菜のたっぷり入ったみそ汁やスープなどのメニューです。仕事が忙しくなると以前は血圧が上昇し、病院を受診していましたが、がんになったことをきっかけに、「自分の時間」も大事に考えるようになりました。

早期がんの治療から7年がたつ今、がん再発の兆候は認められません。食事でがんの再発予防ができるという科学的根拠はありませんが、生活をあらためたことですっかり体調がよくなりました。

生活習慣病の危険もなくなり、太り気味だったお腹もすっきりしています。もちろん、便通は快調です。これからも高橋さんは定期検診を受けるのがベターです。そのたびに、食事の指導などを継続していきたいと思っています。

5章　腸のリズムを整える食べ物&食べ方

現代人の腸のリセットに必要な食材

これまでの章で、腸を活発にし健康にすることが脳や全身の健康にもつながることがおわかりいただけたのではないかと思います。私の経験では進行したがんなど、腸に大きな問題がある場合を除いては、どんな人でも腸ストレスをリセットし、体内リズムを整えて、健康によみがえらせることが可能です。

そもそも、私が食材を中心にしたライフスタイルの改善によって腸の健康を取り戻そう、と考えたのは、がんこな便秘の方々の疲弊した腸が食事療法などできれいになり、元のように活発に動くその様子を大腸内視鏡検査で実際に見ているからです。

具体的には乳酸菌製剤や食物繊維など、腸の善玉菌を活性化させる食材や、腸のぜん動運動をよくする食材です。

そこで、この章では、腸をよみがえらせる食事のポイントをまとめたものを紹介していきます。紹介する食材をすべてとる必要はありませんが、気に入ったものを複数、組み合わせていただくことをおすすめします。

また、症状別の効果的な食材については、4章のケースを参考にしてください。軽い便秘や停滞腸の方であれば、この方法で腸の働きが改善します。食事療法は長く続けることが大事なので、がんばりすぎないことも大切です。

水（朝のリズムを整える）

朝、目覚めてすぐコップ1杯の冷たい水を飲むことは、便秘の解消法としてよく知られています。まだ何も食べ物が入っていない空っぽ状態の胃に冷たい水が入ると、胃が刺激され、大腸に「ぜん動運動を始めなさい」という信号を送ります。また冷たい水は脳を刺激して、「目覚めよ」というスイッチを押してくれます。まさに朝のリズムを作ってくれるのです。

実際、大腸は冷たい水に敏感です。大腸内視鏡検査を行うときに患者さんの許可を得て、上行結腸（23ページ）に4℃以下の冷水を入れたことがありますが、これにより急速にぜん動運動が亢進する人がいることを確認しています。

便をやわらかくするためにも水分は欠かせません。飲み物や食べ物から摂取した水の一部は大腸に到達し、便に吸収されるのです。便秘や停滞腸の人は朝だけでなく、意識的に水分を摂取するようにしましょう。

水分の摂取量は1日あたり1・5～2リットルくらいが目安です。「そんなにたくさん必要なの？」と思われるかもしれません。が、飲んだ水のすべてが大腸に行くわけではありません。1日1リットル飲んだとしても大腸に到達するのは100ml以下。また、大腸に行った水分は体内に再吸収されるため、便の中に残るのはそれ以下の量ということになります。

夏は汗が出るため、便に行く水分量はさらに減少しますから、意識的に水をとる必要があります。

〈ペパーミント・ジンジャー・ティー〉

水は水道水やミネラルウォーターでも構いませんが、余裕があれば、ぜひ私の考案したペパーミント・ジンジャー・ティーをお試しください。

ペパーミントやジンジャーは消化器の働きをよくすることが知られています。そこで、私はこれらのハーブに、腸の善玉菌を増やすオリゴ糖などを加えたハーブ入り飲料を考えたのです。

ペパーミントには解毒作用のほか、消化不良や胸やけを解消し、胃をすっきりさせる働きがあります。腸のガスの排出作用があることでも知られ、ハッカ油入りの「メンタ湿布」は昔からガスのたまったお腹（つまり停滞腸）の解消に用いられていました。ペパーミントのメントールは片頭痛にも有効であり、脳をすっきりさせるメリットもあります。

また、ジンジャーは体を温める作用が強く、血液の循環を促すほか、水分の代謝も助けます。便秘の中でも特に冷えが強い人に効果的といえるでしょう。軽い便秘の人では、この飲料だけで改善する可能性も大きく、新陳代謝の促進でむくみなども解消するので、ダイエット効果も期待できます。

〈材料〉

ペパーミントのティーバッグ1個、レモンの絞り汁大さじ1、ショウガ（チューブ入りのもの、あるいは1片をすりおろす）、オリゴ糖適量

＊作り方＊

コップ1杯のお湯にティーバッグを1つ入れ、ミントティーを抽出する。ここにショウ

ガを加え、よくかき混ぜ、レモンの絞り汁、オリゴ糖を適量加えればできあがり。

食物繊維（昼のリズムを整える）

食物繊維が便秘によい、というのは誰もが理解していることでしょう。でも、「食物繊維って何？」と聞かれて正確に答えることのできる人は少ないのではないでしょうか。

「日本食品標準成分表」によると食物繊維は、「ヒトの消化酵素では消化されない食品中の難消化性成分の総体」と定義されています。つまりは人間の体に消化・吸収されない成分であり、その意味では、ビタミンやタンパク質など、他の栄養成分のように消化・吸収されて力を発揮する食品成分とは性質が違います。

このため、以前は、「栄養のない食べ物のカス」といわれ、あまり重要視されていませんでした。

これが注目されることとなったのは第二次世界大戦後です。アフリカで活動していた医師たちが、ヨーロッパで増え続ける便秘や大腸がんなどの大腸疾患が、アフリカでは極端に少ないことに気がついたことでした。これには普段の食生活が大きくかかわっているのではないか、と考えるようになったのです。

さて、腸を元気にする食材としての食物繊維ですが、大事なのは摂取時間です。食物繊維は便のカサを増やす一方で、消化に時間がかかりますので、朝よりも腸の働きがより活発になる昼に多めにとることがポイントです。

食物繊維には不溶性食物繊維と水溶性食物繊維があります。

前者は水に溶けない食物繊維で、セルロースなどが多く含まれるレタスやキャベツなど。後者は水に溶ける食物繊維のことで、昆布やわかめなど、低分子アルギン酸ナトリウムの多い海藻類や、リンゴなど熟した果実に多いペクチンを含む食材が代表です。

しかし、食物繊維というと「生野菜」「サラダ」というイメージが強いからか、現実には不溶性食物繊維ばかりをせっせと食べているケースが多いのです。

しかし、不溶性食物繊維は水に溶けないため、水分を多くとらないと便が硬くなってしまったり、腹部膨満感が強くなったりしてしまいます。

女性に流行しているマクロビオティックという食事療法も、水溶性食物繊維が不足がちな傾向があり、かえって便秘を悪化させてしまっている人が多いように思います。

ですから大事なのは両者をバランスよくとること。「不溶性」対「水溶性」を「2対1」

でとるのがポイントだということを覚えておきましょう。

食物繊維の4つの特徴

食物繊維は便通だけでなく、生活習慣病や全身の免疫力アップに役立ちます。まだ研究途上ですが、これまでで明らかになっている食物繊維の効果についてまとめてみました。

〈保水性〉

水を含む性質です。これは水溶性食物繊維の特徴で、これにより便がやわらかくなって便のかさを増す効果があります。

〈粘性〉

水に溶けるとねっとりしたゲル状になる性質です。れんこんなどに含まれる「ペクチン」、こんにゃくや山芋などに含まれる「グルコマンナン」がこの性質を持っています。ゲル状になると食物はゆっくりと移動するようになり、血糖値が上がりにくくなったり、血中コレステロールが下がるなどの効果があります。

〈吸着性〉

コレステロールや便から発生する胆汁酸や、食物の中の有害物質を表面にくっつけて〈吸着性〉便の中に排泄する性質です。コレステロールや胆汁酸が排泄されると血中コレステロールが低下します。また、動物実験ではありますが、ダイオキシンの排泄を促す働きが確認されています。

〈発酵性〉

大腸にすむ、よい細菌によって分解される成分もあります。分解後は有機酸や短鎖脂肪酸と呼ばれるものに変わり、その結果、大腸の中が酸性になって、有害な細菌がすみにくくなり、腸が健康になるというわけです。また、短鎖脂肪酸のうちの酪酸は大腸のエネルギー源ともなります。

1日25グラム以上の食物繊維を

食物繊維の摂取量としては1日あたり25グラムを目標にするとよいでしょう。

厚生労働省は現在、健康な生活を維持するために成人女性で1日あたり20〜21グラム、男性では26〜27グラム以上をとるようにすすめています。また、日本肥満学会による「肥満・肥満症の指導マニュアル」では、肥満の人に対して、食物繊維を1日30グラム以上とるように指導しており、ここから、覚えやすい「25グラム」という数字を提唱しています。

現代の日本人の実際の食物繊維の摂取量は1日平均14グラム。20代女性では12グラムという少なさです。ですから、25グラムを達成することはそう簡単ではないかもしれませんが、可能な限り近づいてほしいのです。

食物繊維量を知るためのワン・カップ法

食品のカロリーや食物繊維の量を料理のたびに計算するのはたいへんです。そこで便利

図7　1カップあたりの食物繊維の量（ワン・カップ法）

食品 F・I値	切り方と1カップあたりの量		切り方と1カップあたりの量	
	カロリー	食物繊維（水溶性・不溶性）	カロリー	食物繊維（水溶性・不溶性）
ごぼう（生）11	乱切り80g		みじん切り85g	
	52kcal	4.6g（水1.8g不2.8g）	55kcal	4.8g（水1.9g不2.9g）
玉ねぎ（生）23	1cm角切り92g		みじん切り105g	
	34kcal	1.5g（水0.6g不0.9g）	39kcal	1.7g（水0.6g不1.1g）
ニンジン（生）14	乱切り90g		みじん切り115g	
	34kcal	2.4g（水0.6g不1.8g）	43kcal	3.1g（水0.8g不2.3g）
じゃがいも（生）58	さいの目切り115g		みじん切り130g	
	87kcal	1.5g（水0.7g不0.8g）	99kcal	1.7g（水0.8g不0.9g）
日本かぼちゃ（生）58	一口大95g		みじん切り110g	
	47kcal	2.7g（水0.7g不2.0g）	54kcal	3.1g（水0.8g不2.3g）
しいたけ（生）5	薄切り45g		みじん切り80g	
	8kcal	1.6g（水0.2g不1.4g）	14kcal	2.8g（水0.4g不2.4g）
こんにゃく 2	ちぎったもの115g		みじん切り130g	
	6kcal	2.5g（水0.1g不2.4g）	7kcal	2.9g（水0.1g不2.8g）
ほうれんそう（生）7	3〜4cm長さ切り25g		みじん切り40g	
	5kcal	0.7g（水0.2g不0.5g）	8kcal	1.1g（水0.3g不0.8g）
キャベツ（生）13	せん切り45g		みじん切り65g	
	10kcal	0.8g（水0.2g不0.6g）	15kcal	1.2g（水0.3g不0.9g）
ねぎ（生）13	小口切り70g		みじん切り90g	
	20kcal	1.5g（水0.1g不1.4g）	25kcal	2.0g（水0.2g不1.8g）
セロリ（生）10	せん切り65g		みじん切り90g	
	7kcal	1.0g（水0.2g不0.8g）	14kcal	1.4g（水0.3g不1.1g）
ピーマン（生）10	乱切り45g		みじん切り90g	
	10kcal	1.0g（水0.3g不0.7g）	20kcal	2.1g（水0.6g不1.5g）

F・I（ファイバー・インデックス）値＝食材100gに含まれるカロリー数を食物繊維量で割った数値。F・I値の低い食品ほど100gあたりのカロリーに対する食物繊維量が多い、低カロリー、高食物繊維食で「腸に良い食材」といえる

な「ワン・カップ法」をご紹介したいと思います。これは野菜や果物など各種の食材を200mlの計量カップの中に入れて、おのおのの重さを測定し、そこから食品分析表を用いて食物繊維の量を測定したものです。

どの家庭にもある200mlの容器で計量できるので、料理を作る場合、どのくらいの量を入れれば必要な食物繊維の量が摂取できるかがわかります（図－7）。

マグネシウム（朝・昼のリズムを整える）

マグネシウムの腸管への作用について説明しましょう。

口から摂取されたマグネシウムの約25～60％は体の中に吸収されます。吸収されなかったマグネシウムは、水分を引っ張ってきて便のもとである残渣をやわらかくします。マグネシウムはまた、脂肪の燃焼など体内の酵素として非常に重要な働きをしています。

さらに、マグネシウムはミネラルの一種で、腸管の働きをよくする作用があることで知られています。「にがり」が便秘によいといわれるゆえんも、マグネシウムの含有量が多いことがカギとなっています。

ほかにも、マグネシウムには「体温や血圧を調節する」「筋肉の緊張をゆるめる」「細胞のエネルギー蓄積・消費を助ける」など、体の代謝に不可欠なミネラルです。

しかし、日本人はコンビニ食や外食の普及で食生活が偏り、マグネシウムの摂取量がカルシウム以上に不足しているといわれています。

マグネシウムは甘い物の食べすぎや発汗、ストレスで消費されやすいことがわかっています。運動時のけがや肉離れもマグネシウムの不足が引き金となっている場合があります。突然死とのかかわりを指摘する専門家もいます。腸のためにはもちろん、全身の健康のためにぜひ、朝、昼、夜の食事に、積極的にとりたいミネラルです。

マグネシウムの豊富な食材としては、昆布やほうれんそう、ひじき、玄米、納豆、カキ、かつお、ゴマ、干し柿、さつまいも、落花生などがあります。これらを1日最低、1品食べるようにしましょう。

なお、マグネシウムの摂取源としてミネラルウォーターやにがり水をとることは悪くありませんが、基本は食事からです。食事をとらずにこれだけに頼ることは避けてください。特ににがりの場合、塩分が多いため、高血圧のリスクを高めますので、大量にとることのないように注意しましょう。

オリーブオイル（朝のリズムを整える）

オリーブオイルは、腸を動かす即効性に優れています。

朝食には特におすすめです。オリーブオイルは便秘や停滞腸のほか、生活習慣病の予防にも有効であることが実証されていますが、近年、大腸がん予防にも期待されてきています。

地中海地域に住む人は、大腸がんや乳がんの発症率が他国と比較して少ないという事実があります。

地中海の三大リゾート地の1つとして知られるスペインのマヨルカ島。人口70万人で、島で生まれた人は73％を占めます。人口の変動がほとんどないため、疫学調査の場所として最適だといわれています。

このマヨルカ島では大腸がんが少ないことで知られています。1982年から86年までの大腸がんの発症率を、同じ時期の日本人と比較すると、日本人よりもかなり低い発症率でした。結腸がんについては日本人のほうが約2倍も高かったのです。

その後、スペインの研究者であるE.Benitoらがマヨルカ島の人たちを対象に、専門的な方法で、食事の内容と大腸がんの関係について分析しました。その結果、大腸がんのリスクとして、

「赤身肉を食べる量が多いと結腸がん、直腸がんのリスクが高まる。直腸がんについては乳製品のとりすぎもリスクとなる」

「大腸がん予防にはアブラナ科の野菜（カリフラワー、ブロッコリー、キャベツ、芽キャベツなど）がかかわっている可能性がある」

という結果をまとめました。

そこから、動物性脂肪やコレステロールが少ない地中海型食生活が大腸がんのリスクを下げていること、オリーブオイルは大腸になんら悪さをおよぼさず、メリットとして働いている可能性があることも示唆されたのです。

なお、潰瘍性大腸炎やクローン病などの炎症性腸疾患、乳がんについても地中海地域では発症率が低いというデータがあります。オリーブオイルにますます期待がかかります。

研究途上ではありますが、オリーブオイルの成分そのものががんの予防として働いている可能性があります。それはオリーブオイルに豊富に含まれる抗酸化物質です。抗酸化物

質は体内で強力な毒となる活性酸素をやっつける働きを持つ物質です。活性酸素は肌のシミや老化のほか、がんや生活習慣病などさまざまな病気の引き金になります。

オリーブオイルには抗酸化物質の代表であるポリフェノールが実に豊富に含まれているのです。

エキストラ・バージン・オリーブオイルを活用

朝、腸を活性化させるために摂取するオリーブオイルの目安は15ccです。オリーブオイルには熱処理など精製処理の加えられていない「バージン・オリーブオイル」と、精製処理をした「精製オリーブオイル」があります。

私が患者さんにおすすめしているのはバージン・オリーブオイルの中でも最も品質の高い「エキストラ・バージン・オリーブオイル」です。酸化しにくく、味にも香りにも欠点がないオイルは生のままパンにつけたり、サラダに加えてとるとおいしく、あきません。

例えば、焼いたフランスパンにバターの代わりにエキストラ・バージン・オリーブオイルをつけて食べる方法は簡便です。

　また、トマトを1センチくらいのさいの目に切って、バジルの葉を混ぜ、最後にエキストラ・バージン・オリーブオイルをかけてミックスすると、ほかの調味料は加えなくとも、実においしいトマトサラダができあがります。これをさきほどのフランスパンにのせても合います。これで15ccくらいのオリーブオイルは無理なく摂取できます。

　肥満やコレステロールを気にしている方は、揚げ物の油などを精製オリーブオイルにかえるなど、料理に使う油全体をオリーブオイルにしてもよいでしょう。ちなみに地中海地方はこのような使い方をしており、家で作るお菓子にもバターではなく、オリーブオイルが使用されているほどです。

　ただし、オリーブオイルも脂質の一種なので、カロリーは高めです。多く摂取する場合はその分、ほかの食事量を減らすなどカロリーの調整が必要です。

オリゴ糖（朝・昼・夕のリズムを整える）

　今からおよそ50年以上も前に、ペンシルベニア大学の研究者が、母乳中に腸内細菌の中でも、体に有効な作用を持つビフィズス菌を特別に増やす物質を発見し、「ビフィズス因子」

と名づけました。この物質がオリゴ糖です。

オリゴ糖は単糖が2～20個結合したものをいいます。しょ糖や麦芽糖のように吸収されやすく、エネルギー源になるものもありますが、人間の消化酵素（消化を促す物質）では消化されないものもいくつかあります。これらは分解されることなく大腸まで達し、腸内細菌、なかでも善玉菌であるビフィズス菌の栄養となり、増殖させる作用があるため、腸の調子を整えるのに非常に有効です。

「プロバイオティクス」という言葉が数年前から知られるようになってきています。腸の持つ免疫システムが科学的に明らかになると同時に、食品などで腸内の免疫環境を改善し、病気を遠ざけようという考え方をさします。

これまで挙げてきたどの食品もがプロバイオティクスにとってプラスに働くといえますが、なかでもオリゴ糖と次に挙げる乳酸菌は、腸に到達して、善玉菌にダイレクトに働くという意味で、その代表ともいえるでしょう。

摂取の目安は最低1日3～5グラムで、朝、昼、夜と摂取してよいものです。果物や豆乳など、オリゴ糖の含まれている食品から摂取するほか、甘味料として市販されているものを利用してもいいでしょう。

市販されているオリゴ糖には、フラクトオリゴ糖、イソマルトオリゴ糖、ダイズオリゴ糖、ガラクトオリゴ糖などがありますが、どれを選んでも効果にあまり差はありません。オリゴ糖はスーパーやドラッグストアなどで入手できます。

植物性乳酸菌（朝・夕のリズムを整える）

「乳酸菌」とは「糖を分解して乳酸を作る細菌の総称」です。ヨーグルトやチーズなどの乳製品や乳酸菌飲料、キムチや味噌などの発酵食品に多く含まれます。

乳酸菌は腸の中での細菌のバランスを改善し、体の調子を整えるといわれています。いわゆる「善玉菌」として腸の中で働くため、便秘には欠かせないものです。

整腸剤としておなじみの「ビオフェルミン」も乳酸菌の一種で、この薬は下痢にも便秘にも効果があります。

乳酸菌というと、これまでは乳由来の動物性のものが一般的でした。しかし、2006年に「植物性乳酸菌」が登場してから、その脱腸ストレス作用に注目が集まっています。

植物性乳酸菌がどのようなものか、ご存じのない方もいると思うのでご紹介しましょう。

ヨーグルトやチーズのように乳に生育する乳酸菌を動物性乳酸菌というのに対して、漬物や味噌、しょうゆ、酒など発酵食品に多く生育するのが植物性乳酸菌です。

植物性乳酸菌は乳酸菌の中でも特に生命力が強く、胃や腸で死滅することなく、生きたまま届きやすいことがわかっています。

植物性乳酸菌の摂取によって、便秘の改善とともに、脳の改善（気分がよくなった）というデータが得られ、その効果が科学的にも明らかになりつつあります。

植物性乳酸菌はサプリメントの形状になっているものから、飲料、ヨーグルトに入っているものまでさまざまですので、好みのものを利用するとよいでしょう。なお、オリゴ糖入りの甘味料、乳酸菌飲料などは糖質も多いので、全体の摂取バランスを考えてとるようにしてください。

ビタミンC（朝・昼・夕のリズムを整える）

ビタミンCは化学名を「アスコルビン酸」といいます。この酸の作用に加え、ビタミンCが腸内で分解することによって発生するガスが、腸のぜん動運動を活発にするのです。

実際、ビタミンCを多く摂取すると便がやわらかくなります。

ビタミンCにはまた、コラーゲンの生成という働きもあります。コラーゲンは皮膚や筋肉、骨、血管などの結合組織で、ビタミンCが欠乏すると生成量が減って骨が弱くなったり、出血しやすくなったりします。肌の健康、美容にもビタミンCは欠かせません。

そのほかにも、色素の沈着を防いでシミやソバカスを予防する働きがあり、美白化粧品の成分としてもビタミンCがよく使われています。ぜひ、積極的にとり入れたい食材です。

ビタミンCは食品でとるのが一番です。とりすぎても体外に排出されるので、特に許容量は決められていません。ビタミンCの多い食品は果物のグアバ、赤ピーマン、芽キャベツ、パセリ、ブロッコリー、キウイなどです。

ただし、ビタミンCは水に溶けやすいので、調理する場合はなるべく手早くすませましょう。

料理からの摂取が難しい場合はサプリメントが手ごろです。朝起きてすぐの空腹時に、1、2グラムのビタミンCをとるのがいいでしょう。

グルタミン酸（朝・夕のリズムを整える）

グルタミン酸はタンパク質を構成する20種類のアミノ酸の中の1つで、ヒトを含めた母乳中に多く含有されています。グルタミン酸は赤ちゃんの腸管を毒物から防御するという重要な働きをしているのです。

また、食品では昆布などに多く含まれており、私たちが「うま味」として感じるのがグルタミン酸の味といえます。

赤ちゃんは酸味や苦味を嫌いますが、甘味やうま味を含んだ野菜スープなどを好むことが知られています。母乳とグルタミン酸の深いかかわりが影響しているといえるでしょう。

このグルタミン酸が腸にとって、非常によい働きをすることが明らかになってきました。味の素株式会社ライフサイエンス研究所の鳥居邦夫氏らの研究によれば、次のような働きをします。

①食事から摂取するグルタミン酸の大部分は腸管粘膜で代謝され、グルタミンとして腸管

（主に小腸）の主なエネルギー源となる。具体的には腸壁に必要なエネルギーの70％を供給する。つまり、腸を健康に働かせるために重要な物質といえる。
②消化管の壁の防御機能を維持するために欠かせない物質である。グルタミン酸は体内で細胞を酸化ストレスから守ったり、修復したり、毒物を細胞外に排出する解毒作用を持つ「腸管グルタチオン」という物質に直接的に働く前駆体（反応する前の段階に必要な化合物）であり、消化壁の防御（抗酸化）機能の維持に重要な役割を果たす。
③細胞内におけるアミノ酸代謝の中心的位置占める。

なお、グルタミン酸は生体内では脳内での含有量が高く、神経情報伝達に関与しているといわれています。まだ研究段階ではありますが、「脳の代謝を促す」「うつを改善する」効果なども期待されています。

そこで私は、グルタミン酸を多く含む昆布だしなどをスープに利用したメニューを提案しています。特に冷え症で便秘や停滞腸のある人には、朝、このスープを摂取することをおすすめします。

温かいスープにより体が温まる効果がアップし、排便がスムーズに起こるのです。グルタミン酸が最も多い昆布だしを使ったオリエンタルスープは、1日2回、朝晩1杯ずつを目安に摂取します。作り方は次の通りです。

〈オリエンタルスープの作り方〉

(材料)

玉ねぎ、ニンジン、キャベツ各適宜、昆布(だし用)適量、オリーブオイル適量、カレー粉、シナモンパウダー、ショウガ、塩

＊作り方＊

①玉ねぎ、ニンジン、キャベツ各適量をみじん切りにする。
②①をオリーブオイルで炒める。
③昆布だしを入れた水を火にかけ、沸騰した後に②を入れて具材がやわらかくなるまで火を通す。
④カレー粉適量、シナモンパウダー、ショウガ各少量を入れ塩で味を整えたらできあがり。

肉より魚がいい理由

大腸がんの発症リスクとして、牛や豚の赤身肉などが関与している可能性が高いことはすでにご紹介しました。ですから、大腸のためにはできるだけ肉を控え、魚をとることがのぞましいといえるでしょう。

オリーブオイルを使った料理で知られる地中海地域でも、魚は非常によく食べられています。いうまでもありませんが、健康にいいとされる和食の脂肪摂取源の多くが魚です。

魚にはさまざまな効用があることが知られています。代表的なものが脂肪酸（油）のEPA（エイコサペンタエン酸）やDHA（ドコサヘキサエン酸）でしょう。

EPAは油ののった旬の青魚（いわしやさんま、さばなど）に多く含まれ、お刺身で食べるとより効率よくとることができます。またDHAは同じく青魚のほかまぐろやかつおなど、魚の目のまわりにたくさん含まれています。

EPAやDHAの働きが知られるようになったきっかけは、北極地方のイヌイットたちの食生活です。動物性の肉をたくさん食べる地方では心筋梗塞が多いのに、イヌイットには、ほとんどそれが見られないことがわかったのです。

調べてみると、彼らが食べているオットセイやアザラシのような北の海にすむ動物の脂肪は、牛肉などに含まれている脂肪とはまったく異なることがわかりました。それが魚の脂肪分の構成成分であるＥＰＡやＤＨＡだったのです。

つまり、ＥＰＡやＤＨＡの効果によって、心筋梗塞が起こりにくいとわかったのです。その後、魚をよく食べる漁村にも心筋梗塞が少ないことがわかり、魚の脂肪に含まれる脂肪酸が血栓（血管内にできる血のかたまり）を防ぐのに役立つことが裏付けられました。

また、心筋梗塞と同じ血管の病気である脳梗塞の予防にも、ＥＰＡ、ＤＨＡが作用していることがわかりました。２０００年10月、アメリカ心臓病学会において心臓の血管病にならないための新しいガイドラインが発表されましたが、この中で、１週間に2回以上魚を食べることがすすめられています。日本でも動脈硬化予防の医薬品として使われています。

また、うつ病に魚の油が有効であるという研究も報告されています。第2の脳のところでもご紹介したセロトニンという物質は、神経伝達物質の1つであり、気分の変化にかかわっています。

うつ病の人では脳内のセロトニンが減っていることがわかっているのですが、うつ病の人に魚油を摂取してもらった実験では、比較的多くの患者さんに気分の改善効果が認められたのです。

詳しいことはまだ研究段階ですが、魚油の成分がセロトニンを増やすことに関与している可能性があります。

また、DHAは認知症予防にも期待されています。もともとDHAはイギリスの研究で、「子どもの脳にいい影響を与える」という報告がありました。

脳血管型痴呆の患者さんとアルツハイマー型痴呆の患者さんに、DHAをソフトカプセルの形で1日700〜1400ml摂取してもらって全般的な改善度と精神神経症状の変化や安全性について検討した調査では、脳血管型痴呆で改善度が「改善」が69・2%、「やや改善」が7・7%であったのに対して、アルツハイマー型痴呆では「やや改善」が100%という結果が出ています。

この効果についてはDHAの血流をよくする効果のほか、脳機能の改善になんらかの影響をおよぼしている可能性が指摘されています。

トリプトファン（朝・夕のリズムを整える）

気分の変化に深く関与している脳内のセロトニン。このセロトニンの原料となる必須アミノ酸の1つで、トリプトファンという物質が近年、注目されています。

うつ病の治療ではSSRIに代表される抗うつ薬を処方します。しかし、抗うつ薬に脳内のセロトニンを増やす作用はなく、神経伝達物質の伝達をやりとりする脳のシナプスとシナプスのすき間になるべく多くのセロトニンを長く滞留させ、セロトニンがシナプスの受容体に取り込まれやすい状態を保っているだけです。

そこでセロトニンを増やすトリプトファンが注目されています。トリプトファンには精神安定や不眠の改善作用があります。また、すでにご紹介したように、第2の脳である腸にセロトニンが多く存在することから、腸管の働きをよくする作用も期待できるのです。また、セロトニンは脳の松果体でメラトニンというホルモンの原料になります。

トリプトファンが多く含まれている食材には、乳製品や大豆製品、卵黄、ナッツ類、バナナなどがあります。このうち特におすすめなのがナッツ類のアーモンドです。

食物繊維が100グラム中10・4グラムと比較的豊富。私は夕方、お腹がすいたときにローストしただけのアーモンドを2、3粒ほど食べますが、これで約2・9グラムの食物繊維がとれる計算です。少量でお腹が満たされるのも特徴で、おやつがわりにぴったりの食材といえるでしょう。

また、アーモンドの特徴として、オレイン酸が豊富です。この点はオリーブオイルと同じです。実は先に紹介した地中海式食生活には、摂取すべき食材としてナッツが挙げられています。さらに地中海地域はアーモンドの産地でこれを積極的に摂取しているようです。アーモンドはまた、ビタミンEやB2が豊富です。実はトリプトファンはビタミンB群と一緒に摂取すると体内での利用効率が高まることが明らかです。そうした意味でもトリプトファン、ビタミンB2が豊富なアーモンドを利用することは一石二鳥の効果があるのです。

スパイスの効用

スパイスとは香辛料のこと。日本ではコショウくらいしかなじみがなかったものですが、各国の料理を食する機会が増えてから、家庭でさまざまなスパイスを利用する人が増えているようです。

スパイスは食欲増進、疲労回復、消化吸収促進、強壮、殺菌などの働きがあることからヨーロッパその他の地域で古くから珍重されてきました。

なかでも、体を温める作用のあるスパイスは冷え症をともなう便秘や停滞腸の方におすすめです。また、スパイスには胃や腸の働きを高める作用があるものも多いのです。

代表的なスパイスを挙げてみました。


〈ジンジャー〉

ショウガ科の草木で、有効成分は根茎です。風邪をひいたときにショウガ湯などを飲む民間療法は、日本でも古くから行われてきました。ショウガは漢方薬の葛根湯をはじめ、ほとんどの漢方薬に配合されていますが、葛根湯は体を温め、汗をかくことで解熱させる効果が知られています。

またジンジャーは胃酸の分泌を活発にし、消化機能を高める作用があり、腹部膨満感にも効果があるといわれています。

〈ペパーミント〉

和名を薄荷《はっか》といい、数多くあるミント類の中でも最も薬効に優れていることで知られています。

漢方の処方で消化器に対する効果が強く、体内にたまったガスを排出させる働きや、腸管のけいれんをおさえる作用があります。

また、発汗作用も知られていました。これはペパーミントの成分であるメントールに血管を拡張する作用があるためです。この働きによって体が温まるのです。さらには、メントールは片頭痛にも有効です。


〈シナモン〉

クスノキ科の木の幹や樹皮を乾燥させたもので、独特の甘味と香りが特徴です。一般には香辛料として洋菓子やパン、カレーなどのスパイスに使われています。

シナモンは薬効成分を含む生薬として古くから用いられてきました。エジプト人は胆汁の過多、中国人は腸内にガスがたまりすぎたときや肝臓の温度を正常化させたいときに使っていました。

シナモンの主成分であるケイヒアルデヒドには水分代謝（体内の水分の利用と処理）を調節する作用もあり、便の水分量を増やして出しやすくさせたり、余分な水分を体外に排出したりする効果があります。

このほかシナモンにはウイルスや細菌を抑える作用や解熱作用、発汗作用などもあります。さらに精神をリラックスさせる効果や睡眠時間を延長させる効果も報告されています。

〈ターメリック〉

生薬名は鬱金《うこん》で、肝臓によい働きがあることで知られています。ショウガ科ウコン属の多年草で茎に有効成分があります。

カレー独特の黄色はターメリックによるものです。カレー粉の約40％がターメリックですが、ターメリック自体には辛さはありません。

ターメリックには、抗菌作用、健胃作用、整腸作用、代謝亢進、血行促進作用などがあります。

また、最近の研究ではがん予防に対する効果が報告されています。動物実験ではターメリックの色素成分であるクルクミンに抗腫瘍効果が認められています。

〈クローブ〉

生薬名は丁香《ちょうこう》、丁字《ちょうじ》。フトモモ科で花のつぼみに有効成分があります。刺激的な香りの中にバニラ様の甘い香りがほんのりします。

シナモンやナツメグと組み合わされることが多く、玉ねぎ、ニンニク、コショウとも相性がよいといわれます。防腐作用や鎮痛作用、腸内にたまったガスを排泄させる作用などがあります。


〈コリアンダー〉

セリ科で種子や果実、葉や茎に有効成分があります。香菜《ぱくちー》の名でも知られるスパイスです。生の葉は強烈な香りがあり、よくエスニック料理に使われます。消化促進作用、関節痛、風邪、腸内にたまったガスを排泄させる作用があります。


〈チリペッパー〉

和名は唐辛子。ナス科の植物で果実に有効成分があります。主成分のカプサイシンはピリッとする辛味を持ち、体を温め、発汗を促すとともに消化液の分泌を促進します。

〈**ナツメグ**〉

ニクズク科で子核《しがい》という部分に有効成分があります。果実は熟すと果肉が2つに割れ、赤い膜に包まれた黒褐色の核があらわれます。その核がナツメグです。刺激的な香りが特徴で、消化促進、食欲増強作用などがあります。

〈**ペッパー（ブラックペッパー、ホワイトペッパー）**〉

コショウのことです。コショウ科で果実に有効成分があります。ブラックペッパーとホワイトペッパーは乾燥させた実の成熟段階が異なるだけで、同じ植物です。ブラックペッパーのほうが野性的な香りで、より強い辛味を持っています。胃液分泌作用、中性脂肪を分解する作用、エネルギー代謝を促進する作用などがあります。

〈**ローリエ（ベイリーフ）**〉

生薬名は月桂樹。クスノキ科で葉に有効成分があります。肉や魚介類、野菜の臭みを抑え、素材のよさを引き出します。防腐作用、消化促進作用、鎮痛作用などがあります。

〈**サフラン**〉

アヤメ科でめしべの頭の部分である柱頭《ちゅうとう》という部分に有効成分があります。ツンとする香りと辛味、苦味が特徴です。めしべの柱頭は1輪の花から3本しかとれないのでとても高価です。発汗作用、胃の働きをよくする作用などがあります。

〈**マスタード**〉

和名はからし。アブラナ科で種子に有効成分があります。一般的には黒からし（ブラウンマスタード）、洋からし（イエローマスタード）、和からし（オリエンタルマスタード）がよく知られていますが、どのマスタードもツーンとする辛味と刺激的な芳香が特徴的です。殺菌作用、消化作用、防腐作用、胃液分泌促進作用などがあります。マスタードの少量摂取は食欲を増進させる作用があります。

スパイスをまとめてとるならカレー（朝・夕のリズムを整える）

実はご紹介したスパイスをまとめてとることができる料理があります。そうカレーです。カレーはスパイスの宝庫といわれており、インドでは何十種類ものスパイスをブレンドして、その家の味を作ります。

スパイスからカレーを作るのはもちろん、最も理想的な方法ですが、市販のカレー粉やカレールーにも十分に含まれており、前に挙げたスパイスを含む約30種類のスパイスがブレンドされているのです。

日本はカレーライスのほか、カレーパン、カレーうどんなど料理のアレンジが上手です。これらをうまくメニューに取り入れましょう。カレーには野菜もたっぷり入っているので、食物繊維もとりやすいといえます。

日本薬科大学の丁宗鐵教授は、カレーと、比較食である疑似カレー（カレー風味だが、スパイスが入っていないカレー）を冷え症の女性に食べてもらい、体表温度や深部温度を測定する実験を行っています。その結果、すべての部位でカレーを食べた群では温度が上がりました。疑似カレーでは食後しばらくすると体温が元に戻ってしまいましたが、カレーを食べた群では90分後も体温が上昇し続けたということです。

なお、丁教授によればスパイスのよさを引き出すためには、カレー粉を入れたあとにはあまり煮込まないほうがよいということです。また、カレーは脳を活性化させ、新陳代謝を高めるので、朝食にカレーを食べることもすすめられるということでした。

1週間で効果が得られる「腸内リセット法」

もし、あなたが便秘で、「食事療法の効果を短期間で得たい」ということであれば、次にご紹介する「腸内リセット法」がおすすめです。これは私が考案した1週間の便秘治療メニューで、自宅で実施できる「セルフ・メディケーション」です。

腸内リセットは、食事療法の前に、たまった便を下剤で排泄させることからスタートします。

「リセット」という名があらわすように、便秘や下剤の使いすぎによってストレスフルになってしまった腸をまっさらな状態に「リセット」するためには、まず便を出し切り、疲弊した腸に効果的な栄養を入れていくことが有効だからです。もちろん、リセットのために使う下剤は、大腸に負担をかけないマグネシウム下剤を使います。

ただし、下剤を使うことや、初日~3日目までの食事のコントロールが必要なことから、ある程度、時間に余裕のある人にすすめられるメニューです。

また、この療法が向くのは軽度から中等度以下の便秘の人です。軽い便秘の人はこの腸内リセットだけで症状が一気に改善します。

ではやり方を説明していきましょう。

第1日目　下剤で便を出し切ってからスタート

①たまっていた便を出し切る

腸内リセットの第1日目は、たまっていた便を下剤で出し切るところからスタートします。ここで使うのはアントラキノン系下剤ではなく、体に負担の少ない硫酸マグネシウムです。硫酸マグネシウムは液体の下剤で、薬局に行けば購入できます。

下剤は空腹時に飲み、たっぷりの水（1~2リットル）を摂取します。約1~2時間後までに便意が起こって排便にいたりますが、急な便意が起こることがあります。また、この日は食事はとらず、水分と腸を活性化する「ファスティングジュース」だけを飲むことになっていますので、ゆっくりできる自宅などで行いましょう。

②排便後、乳酸菌製剤を飲む

便がすべて出切ったと思われたら、次に乳酸菌製剤を摂取します。こちらもさまざまな市販品がありますが、植物性乳酸菌製剤であればなおよいと思います。量ですが、説明書に書かれている服用量の範囲内で、多めがよいでしょう。乳酸菌製剤は腸内にすむ善玉菌を増やし、腸内細菌のバランスを改善します。

しかし、腸内細菌は食べ物などの影響を受けやすいので、下剤で腸をきれいにしたところにすばやく入れる必要があるのです。

③ファスティングジュースを飲む

乳酸菌製剤を飲んで約5時間たったところで、「ファスティングジュース」を飲みます。ジュースは腸内のビフィズス菌のえさとなり、腸内の善玉菌を活性化させるためにとても重要です。1日目はこのジュースだけでほかには水分以外の摂取は控えます。

なぜファスティングジュースだけなのかというと、便秘の人の腸は便が滞留し、腸の働きが悪いため、健康な人の腸に比べ、食べ物の消化・吸収が非常にたいへんです。腸内の悪玉物質も多いため、解毒にも非常に時間がかかります。つまり、腸がとても疲れているので、食べ物を最低限にして、休ませることが必要です。

この点、ファスティングジュースでしたら腸に負担がかかりません。こうして休息を与えることで、腸の粘膜細胞がよみがえり、腸の働きが高まります。

ジュースはバナナやリンゴなど、ペクチン（酸性多糖類）を含む果物で手作りします。ペクチンは分解されるとドロドロになり、腸内の善玉菌を活性化させる働きがあるのです。

材料のバナナと豆乳、ハチミツにはオリゴ糖が、ヨーグルトにはビフィズス菌が含まれています。これ1杯で腸内細菌を活性化させるスペシャルドリンクになります。腹もちもよいので、空腹ものりきれると思います。なお、手作りするのが難しい人は市販の野菜ジュースを利用するとよいでしょう。

〈ファスティングジュースの作り方〉

①ヨーグルトバナナジュース（1杯分）
（材料）
バナナ2分の1本、豆乳100ml、ヨーグルト100グラム、ハチミツ大さじ1
＊作り方＊
バナナと豆乳、ヨーグルトをミキサーにかけ、ハチミツを加えてできあがり。

②フレッシュ野菜ジュース（1杯分）
（材料）
バナナ、セロリ、ニンジン各2分の1本、リンゴ2分の1個、エキストラ・バージン・オイル大さじ1
＊作り方＊
分量の野菜と果物をミキサーにかけ、最後にエキストラ・バージン・オリーブオイルを適量加えてできあがり。

第2〜7日目は食事療法を徹底

2日目からは、きれいになった腸を健康な腸に変えていくための食事療法を開始します。ここでさきほど紹介した「腸の働きをよくする食材」を摂取していくわけです。

ただし、前出のファスティングジュースは必ず摂取するようにしてください。また、食物繊維の摂取量は2〜4日目までは15グラム、5〜6日目が15〜20グラムと、段階的に増やしていきます。7日目からは25グラム以上を目標にします。

食物繊維は便秘にたいへん効果的ですが、ファスティングを行った後の腸にいきなり大量に入れることは、逆に負担になります。

7日間の腸内リセット療法が終わった後は、自然のお通じがよみがえっているはずです。最初は1日何回も便が出てとまどう人もいますが、それは腸がよみがえった証拠です。

特に体調などに問題がなければ、その後も、食事療法を継続してください。

下痢の人の食事について

下痢の人の食事についても触れておきましょう。

下痢は便秘に比べ、感染が原因であったり、慢性の下痢では精神的な問題が関与していることが多かったりということがあり、便秘治療のような効果的な食事療法は難しいのが現実です。

感染症のときはむしろ、下痢を無理に止めないほうがよく、原因のはっきりしない下痢では、ストレス解消など日常生活の改善（6章）が効果的です。

しかし、一方で「お腹が下っているときにどんな食事をとればいいか」というのはよく問われる質問です。そこで、この点について触れていきたいと思います。

下痢の症状が強いときには胃や腸に負担をかけない、消化のよい食べ物が向きます。では、消化によい食べ物とはどのようなものなのかというと、これが難しい。この問題については科学的に検証された論文はほとんどなく、ようやく発見できたのが消化器の専門医である小林昭夫氏の書いた論文です。紹介しましょう。

〈穀　類〉消化のよいもの：お粥、うどん、重湯、トースト。
消化の悪いもの：赤飯、すし、玄米、菓子パン、そば、ラーメン。
〈肉　類〉消化のよいもの：牛や豚のヒレ肉類、鶏肉など脂肪の少ない肉。
消化の悪いもの：豚肉、ベーコン、ソーセージなどの加工品。
〈魚　類〉消化のよいもの：かれい、たい、たら、あじ、ひらめ、すずきなど脂肪の少ない魚、白身魚。
消化の悪いもの：さば、いわし、マグロ、さんま、うなぎなど脂肪の多い魚や青魚。
〈油脂類〉消化のよいもの：オリーブオイルなどの植物油。
消化の悪いもの：ラードなどの動物油。
〈豆　類〉消化のよいもの：豆腐の味噌汁、きな粉。
消化の悪いもの：あずき、大豆。
〈野菜類〉消化のよいもの：野菜スープ、煮野菜（かぶ、にんじん、大根、ほうれん草、カリフラワー、キャベツ）。
消化の悪いもの：生野菜、繊維の多い野菜（ふき、たけのこ、ごぼう、れんこん）、香りの強い野菜（うど、せり、セロリ、にら、みょうが）。

〈飲み物〉消化のよいもの：イオン飲料、白湯、番茶、麦茶、りんごジュース。
消化の悪いもの：コーヒー、炭酸飲料、アルコール類。

〈菓子類〉消化のよいもの：アイスクリーム、プリン、ウエハース、カステラ。
消化の悪いもの：ドーナッツ、ケーキ、かりんとう、せんべい、人工甘味（ソルビトール、キシリトール）。

〈その他〉消化のよいもの：味噌汁の上澄み、卵、やまいも（とろろいも）。
消化の悪いもの：クリームスープ、すじこ、漬け物、海藻、干物。

もちろん、紹介されている食材やメニューはさまざまな食品のうちのごく一部です。これを目安に食事を選ぶとよいでしょう。

イオン飲料摂取における注意点

下痢では、繰り返す排便とともに水分も失われるため、水の補給が重要です。なかでも電解質（特に塩分）や糖分を補給することが大事といわれています。発展途上国のコレラなどにも効果があることから、「経口補水療法」として広がってきました。最近では塩分と糖分をバランスよく補給できる経口補水イオン飲料というものが販売されています。

一方、一般的なスポーツ飲料にも塩分、糖分は含まれています。しかし、スポーツ飲料の場合、経口補水イオン水とは内容が少々異なります。ナトリウム濃度は低い一方で、糖分が多いことから、中程度以上の脱水に単独で用いると、かえって下痢の症状を悪化させることがあるのです。ですから、こうした飲料の摂取に関しては自己判断はやめ、主治医に相談するようにしてください。

下痢の人も摂取したい植物性乳酸菌とオリーブオイル

便秘や停滞腸の人におすすめの食材の中に、慢性下痢の人にも向く食材があります。「植物性乳酸菌」と「オリーブオイル」です。

植物性乳酸菌は腸内の善玉菌を増やし、腸内環境を整えます。生まれたての赤ちゃんが下痢とも便秘とも無縁なのは腸内のビフィズス菌が非常に多いからです。母乳や粉ミルクの成分がビフィズス菌を増やすといわれています。難治性下痢症の小児にビフィズス菌製剤を投与すると、治療に要した日数が26日から7日に短縮されたという報告があります。

オリーブオイルは前述のように、消化によい油の代表として取り上げられています。地中海式食事の話から、すでにオリーブオイルが大腸がんの予防に有効に働く可能性があることを紹介しましたが、実は地中海地域では他の国に比べ、クローン病や潰瘍性大腸炎など、激しい慢性の下痢を主症状とする炎症性腸疾患が少ないことが明らかです。

炎症を増悪させる1つの因子として、リノール酸過多摂取があります。ゴマ油、サラダ油、マーガリン等はリノール酸含有量が多く、腸炎を悪化させる可能性があります。

その点、オリーブオイルは、オレイン酸の含有量のほうがリノール酸含有量より圧倒的に多く（オレイン酸として約75％含有）、炎症を起こしたり、増悪させるリノール酸の摂取量が低く抑えられるからです。ですから下痢の人の食事では、オリーブオイルを少量ずつ2〜3回にわけてとればいいのです。

6章　腸ストレスに効く生活習慣と補助療法

ここでは腸の働きをよくする補助療法と生活習慣を紹介します。いずれも私が長年、便秘を中心とした便通異常の治療の中で考案し、患者さんに指導しているものばかりです。これらを実施することで食事療法や使用している薬の効果も高めてくれます。

なお、補助療法や生活習慣のメニューは複数ありますが、すべてを行う必要はありません。まずは好みのものを選び、効果が得られる実感があれば、ぜひ続けてみてください。

便秘や停滞腸の人におすすめの腹部マッサージ（夕のリズムを整える）

便秘や停滞腸の人は夕方になってくると腸にガスがたまり、お腹が苦しくなってくるという人がけっこういます。こういうときにおすすめなのが腹部マッサージです（イラスト参照）。

この方法は私が大腸内視鏡検査を行っているときに発案したものです。実は内視鏡検査を実施するときはカメラが腸内を進みやすく、かつ見やすいようにするために、大腸に空気を送り込みます。ところがこれは腸内にガスがたまっているのと似たような状態ですから、患者さんにとっては苦しい。検査では左半身を下にして寝ますので、横行結腸が下垂し、

図8　腹部マッサージ

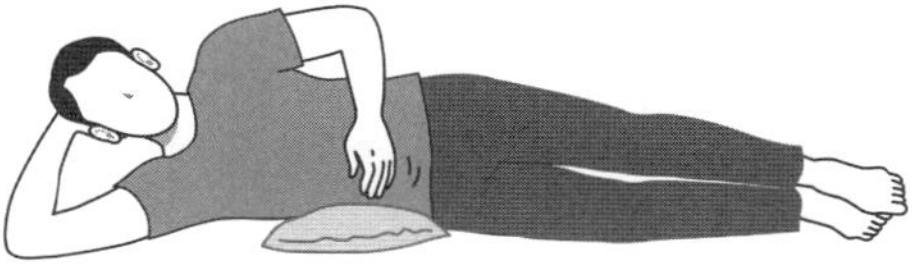

①右脇腹に枕を当てて横になり、左手で右脇腹を持ち上げるようにマッサージする。枕で上行結腸を押し、手で横行結腸を刺激するイメージで1分間。

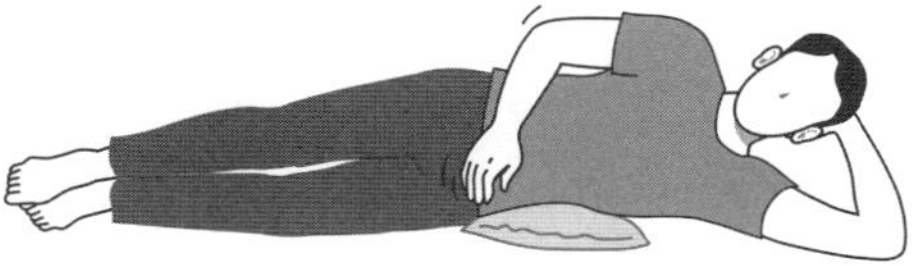

②今度は左脇腹に枕を当てて、右手で左脇腹を持ち上げるようにマッサージする。枕で下行結腸を押し、手でS状結腸を刺激するイメージで1分間。

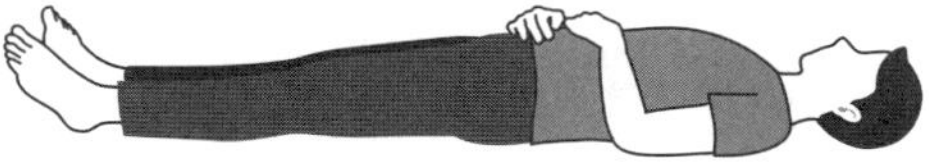

③仰向けになり、両手で下腹部をさするように1分間マッサージする。

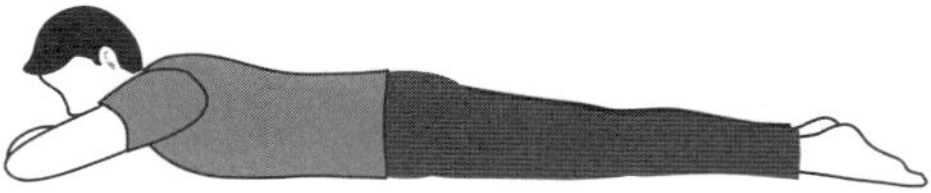

④最後にうつ伏せになり、お腹までしっかり息を吸い込むようにして、1分間ゆっくり深呼吸をする。

ガスがたまりやすくなっていることもあるようです。
そこで検査が終わると空気を抜くために、体の位置を右半身が下になるように変えてもらいます。これによって、ガスが抜けやすくなります。この原理を応用したのが腹部のマッサージです。やり方は次の通りです。

〈腹部マッサージの方法〉

①右脇腹に枕を当てて横になり、左手で右脇腹を持ち上げるようにマッサージする。枕で上行結腸を押し、手で横行結腸を刺激するイメージで1分間。

②今度は左脇腹に枕を当てて、右手で左脇腹を持ち上げるようにマッサージする。枕で下行結腸を押し、手でS状結腸を刺激するイメージで1分間。

③仰向けになり、両手で下腹部をさするように1分間マッサージする。

④最後にうつ伏せになり、お腹までしっかり息を吸い込むようにして、1分間ゆっくり深呼吸をする。

冷え症の便秘や停滞腸には「ミント温罨法《おんあんぽう》」（夕のリズムを整える）

冷えが強い人には体を温めながら排便を促す「ミント温罨法」がおすすめです。ミント温罨法は外科などの術後のケアとして、ごく最近まで実施されていた方法です。

胃や大腸、子宮などお腹の手術をした後は、術後の合併症として、どうしても腸の働きが悪くなり、排便障害が一時的に起こりやすくなります。専門的には「麻痺性イレウス」と呼ばれる病態です。

こうした患者さんに対して、ミント油入りのお湯をつけたタオルを貼付してあげると排便が促されるのです。

〈ミント温罨法のやり方〉

①湿布を作る。20分間沸騰させた2リットルの水にミント油（またはハッカ油）1mlを入れてよく混ぜる。

②フェイスタオルの3つ折りを3枚重ね、①に浸ける。

③②のタオルをゆるめに絞り、ナイロン布またはビニール袋で包みこむ。これを2個作る。
④③を乾いたタオルでくるむと湿布の完成。
⑤できあがった④を腰背部に当てる。さらにバスタオルで腰背部から腹部までを包み、ふとんや毛布で必要に応じて保温する。

ミント油に含まれるペパーミントは前述したようにお腹のガスを排出させる作用をはじめ、胃の働きをよくする作用など腸にさまざまなよい働きがあることで知られています。また、ペパーミントの温熱刺激は体とともに腸を温めます。

温かいお湯による湿布とミント温罨法とで、湿布の温度が下降するまでの時間を比較したデータでは、ミント温罨法のほうが時間が長いという結果が出ており、保温効果が証明されています。時間にすると約40〜45分の保温効果が期待できるといわれています。

タオルを当てる腰背部には、腸の神経であるセカンド・ブレインや骨盤の神経が集中しているので、非常に効果的です。

なお、ミント温罨法で使うミント油は薬局で購入することができます。またアロマテラピー（170ページ）で使う精油のミントでも同じ効果が得られます。この場合、同量のお湯に2～3滴たらし、混ぜて使ってください。

ウォーキング（朝・夕のリズムを整える）

有酸素運動の代表であるウォーキングは腸の働きを活発にします。ぜひ、日々の生活に取り入れてください。

ウォーキングが腸によい理由は、いくつかあります。まず、運動の刺激によって腸の動きがよくなること。2つめは血液の循環をよくしたり、汗をかいたりして、新陳代謝を促すこと。3つめはリラックス効果によって副交感神経が優位になり、腸の働きが高まることなどです。

なお、ウォーキングの時間は1日30分前後がいいでしょう。軽く汗をかく程度のスピードが目安です。

時間がない人は朝、最寄りの駅まで（バスや自転車を使わず）歩く、昼休みを利用して歩く、休日、ウィンドウショッピングを兼ねて歩くなどの方法があります。2010年の夏は猛暑でしたが、暑さを避けるという意味で、私のまわりでは夜の9時を過ぎてから歩く「暗闇ウォーカー」がけっこういました。暑い日は特に水分摂取に注意しながら実施してください。

パッセンジャータのすすめ（夕のリズムを整える）

パッセンジャータはイタリア語で、日本語に訳すと「そぞろ歩き」のことです。運動の一環ともいえますが、それ以外の効用もたくさんありますので、ご紹介したいと思います。地中海地域では午後から夕方にかけて、すべての家事や仕事から解放された時間、家族や友人、恋人とおやつを食べながらパッセンジャータをする習慣があります。

地中海のヨーロッパ大リゾート地のひとつであるスペインのマヨルカ島を訪ねた時、午後から夕方にかけて、子どもから大人までみな楽しそうにこの「そぞろ歩き」をしていました。

イタリアでは日が沈む頃、若者からお年寄りまでが街中にどっと繰り出し、友人、家族、恋人などと街路空間を練り歩くといいます。パッセンジャータは運動としての効果が得られるだけでなく、おしゃべりをすることから気晴らしができるなど、さまざまなメリットが得られます。

地中海地域の人々が健康である背景には、このそぞろ歩きの習慣も大きいのではないかと思います。また、これらの地域では「シエスタ」（昼寝）の習慣もあります。仕事はほどほどに、楽しむことが人生だという考え方が根づいています。ストレス社会といわれる日本人にとってはうらやましく、見習いたいものです。

腹筋運動（夕のリズムを整える）

排便をするときには、腸に力を入れて力みます。このとき腹筋の力を使うのですが、腹筋は加齢によって衰えやすいので、日頃から鍛えておくことが重要です。腹筋を鍛えると排便がスムーズになるだけでなく、腸のぜん動運動も起こりやすくなり、腹部の血行が促進されます。また、いわずもがなですが、腹筋は体の骨を支える重要な筋肉群の1つであり、この部分を鍛えることは運動器の健康にもつながります。

最近、整形外科のお医者さんが注意を促している「ロコモティブ・シンドローム」（略してロコモ：骨や関節、筋肉などの運動器の機能が衰えることで要介護や寝たきりの状態になったり、そのリスクが高くなったりした状態）という症状がありますが、腹筋を鍛えることはこのロコモの予防にもなるのです。

〈**腹筋運動のやり方**〉

上体を倒して元に戻すというおなじみの動作ですが、1回につき、16秒程度かけてゆっくり行います（だいたい8秒くらいで起こして、8秒くらいで倒す）。1セット10回をまずは1日の目標に。余裕があれば徐々に回数を増やしていきましょう。

アロマテラピー（昼・夕のリズムを整える）

アロマテラピーは、植物の芳香物質に含まれる薬効成分を抽出した精油（エッセンシャルオイル、アロマオイル）を、鼻や皮膚から取り入れて、さまざまな病気を治す方法です。

精油の芳香成分は鼻から吸収され、香りを認識する嗅神経細胞から大脳の視床下部に送られます。「アロマで気持ちが落ち着いた」「元気が出た」というのは、精油の有効成分が脳にダイレクトに作用した結果です。

また、精油を鼻から吸収すると有効成分が鼻から気管支、肺へと運ばれ、血液中に溶け込みます。マッサージや塗布によって精油を皮膚につけると表皮のバリアを通り抜け、皮下組織へと浸透し、毛細血管から血液に混ざって体内に吸収され、さまざまな効能を発揮するのです。

この中には腸の働きをよくするものもあります。「シナモン・リーフ」「オレンジ・スイート」「カルダモン」「ジンジャー」「ペパーミント」「タイム」「ラベンダー」「ローズマリー」「バジル」などです。好みの香りの精油を選べばリラックス効果も期待できます。

平日の夜やウイークエンドなど、ゆっくり休みたいときにぜひお試しください。オイルウォーマー（キャンドルの熱でオイルを温め、蒸気と一緒に香りを広げていくアロマ器材のこと。アロマポット）やアロマライト（電球の熱で香りを拡散するアロマ器材）を使って精油を拡散させたり、スプレーとして使ったり、お風呂に入れてアロマバスにしたり。希釈オイルと混ぜてマッサージに使うのもおすすめです。

ただし、精油はその作用機序から考えて、慎重に選びたいもの。皮膚などへの影響も考えて、「100％ピュア＆ナチュラル」なものがおすすめです。また、シナモン・リーフは妊婦には使用を控えたほうがいいことが指摘されていますが、精油によっては使用が禁忌な人もいますので、アロマテラピーの専門店でアドバイスを受けながら購入するのが安全です。

腸と脳に効く！ 音楽療法（朝・夕のリズムを整える）

音楽療法の方法には音楽を聴くだけでなく、一緒に奏でたり、歌を歌ったりと、さまざまな形態があります。音楽は娯楽として普及しているので、療法といってもピンと来ないかもしれません。しかし、心身に効果があることが証明されつつあります（図－9）。

２０００年10月の日本医師会発行の医学誌における音楽療法特集では、音楽を受け身的に聴く「受動的音楽療法」を補助的治療法として位置づけています。高血圧、気管支喘息、慢性胃炎、消化性潰瘍、過敏性腸症候群、狭心症、片頭痛、緊張型頭痛やうつ状態、不眠症、いわゆる不定愁訴、疼痛、不眠、ストレス関連性障害などの疾患に有効とされているのです。

さらに予防医学の分野では心身のリラックスや感情コントロール（緊張、躁うつ、怒りなど）、特殊な状況における不安軽減のために有効といわれ、手術室や人工透析、内視鏡などの処置室、集中治療室の室内、歯科治療などでＢＧＭを流すなど、その応用範囲は広がりつつあります。
２００５年には、米国エール大学の麻酔科のジープ・ケイン教授らによって興味深いデータが提示されました。手術中の患者に好きな音楽を聴かせた場合とそうでなかった場合（手術中の雑音が耳に入る場合）とを比較した実験で、音楽を聴かせた場合のほうが、鎮静薬の投与量を減量させることができたというのです。

図９　音楽のテンポと、自律神経

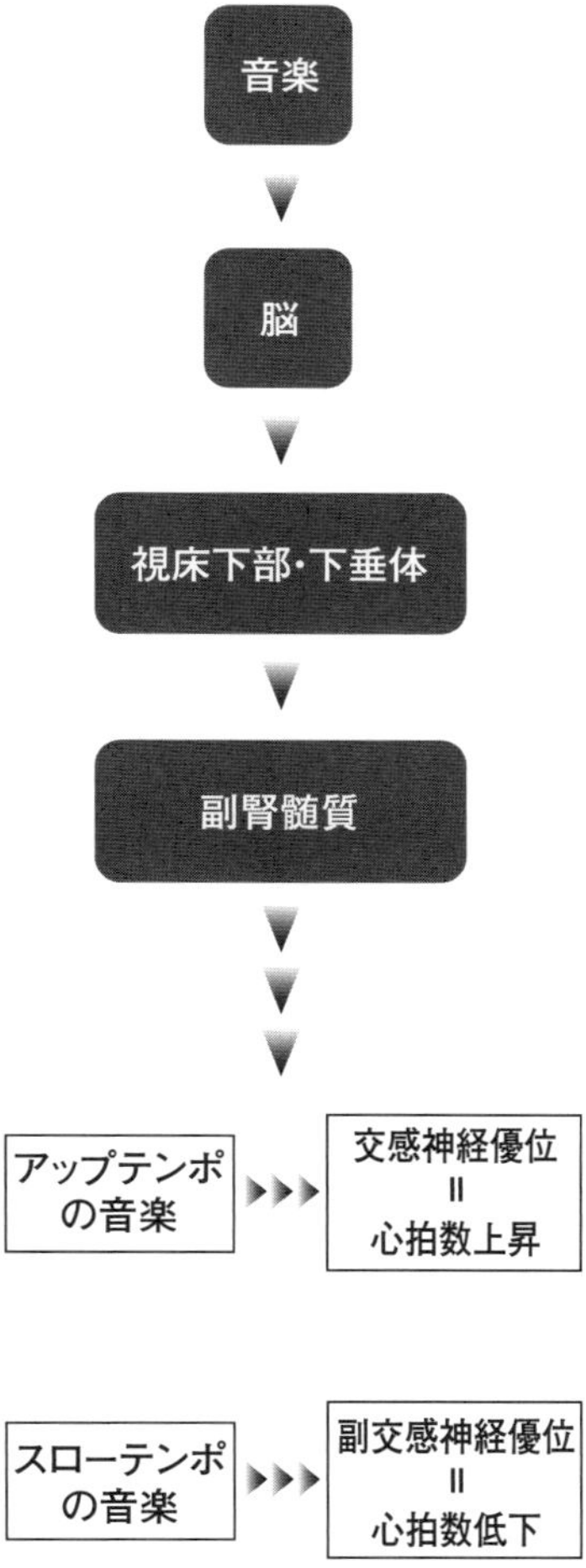

スロー・テンポの曲が腸、脳をリラックスさせる

音楽療法は腸の健康にも役立ちます。実は読者のみなさんも知らず知らずのうちに、その効果を経験しているのです。

例えば、ホテルやデパートのトイレ。そこでなぜか排便がスムーズになったということはありませんか？　実はこうしたトイレにはスロー・テンポの音楽がＢＧＭとして流れていることが多いのです。

スロー・テンポのＢＧＭを聴くと心拍数が低下し、自律神経のうちの副交感神経が優位となり、胃や腸の働きが活発になるのです。

このことを実験したのは私自身です。実は私の趣味の１つが音楽であり、腸の本を出版するずっと以前から、音楽にかかわる専門書を書かせてもらっています。

そうした背景もあって、あるテレビ番組で、「排便をすっきり短くすませるために」というテーマで実験をすることになったのです。そこで選んだのがフランク・チャックスフィールド楽団の演奏による「ミスティ」というスロー・テンポの曲でした。被験者に、この曲をヘッドフォンで聴いてもらい、心拍数測定用のモニターで経時的に観察してみま

した。

その結果1分間に65前後だった心拍数が、「ミスティ」を聴いた後は1分間に55前後まで低下することが確認できました。被験者にインタビューしたところ、音楽を聴いているときは、ゆったりとした気分になり、胃腸の働きが活発になるのがなんとなく感じられたそうです。

すでに、患者さんにはセルフケアの一環として、スロー・テンポの曲をおすすめしていました。その後、ビートルズの音楽を使った腸への音楽療法を紹介した本『ビートルズでおなかすっきり』（法研）を上梓しましたが、本の中にはスロー・テンポで優しげなビートルズ・ソングを習慣的に聴くことで、実際に排便しやすくなったり、長かった排便時間を短くできた便秘症の患者さんの症例について提示してあります。

音楽を聴いた人全員に効果が得られるとはいえませんが、聴くだけで多少なりともよい効果が期待できる可能性がありますから、手軽に試していただきたいものです。リラックス・モードの曲を聴くことで、脳の視床下部や下垂体などが反応し、カテコールアミン（ドーパミン、アドレナリン、ノルアドレナリンの総体）の分泌がやや抑制されて、リラックス・モード（副交感神経優位）に移行することができます。

音楽療法でリラックスすることは、慢性下痢の患者さんにも有効な手段です（リラックスすることで自律神経のバランスがよくなります）。ぜひとも自分にとって相性のよい、スロー・テンポの音楽を聴いてみてください。

なお、ここでいうスロー・テンポとは、人間が本能的に心地よいと感じる100拍／分前後よりもややゆっくりの、60拍／分前後のスローからミディアム・テンポを指します。最近はCDショップなどにもリラクゼーションやヒーリングミュージックのコーナーがあります。パソコンからも好みの曲が手軽にダウンロードできる時代です。ぜひ気軽に試してみてください。

ライフスタイルの改善

最後に、腸の調子を整えるために大切な3度の食事のとり方について、これまでのページで書ききれなかったことで、大事な点についてご紹介したいと思います。

まず、朝食です。腸のぜん動運動の中でも排便に大きく関係している大ぜん動は1日3～4回しか起こりませんが、朝が最も強いといわれています。

この大ぜん動を起こすためには、朝食をとることが一番のポイントであることはすでに申し上げた通りです。しかし、そうはいっても、それまで朝食抜きの生活を長く続けていた人にとっては、食べること自体が苦痛のようです。患者さんにもこのような方は多く、「お腹がすいていないので、食べられない」といわれます。そこで私がすすめているのがプレーン・ヨーグルトとバナナ、オリゴ糖で作る簡単な食事です。

作り方ですが、約200ccのコップに約3分の2くらいまでプレーン・ヨーグルト（できれば低脂肪のもの）を入れます。ここにオリゴ糖約10ccと輪切りにしたバナナ2分の1本を入れてかき混ぜるだけです。

胃にも負担がなく、短時間でおいしく食べられるうえ、乳酸菌やバナナ、オリゴ糖をまとめて摂取できるので、大ぜん動の刺激だけでなく、腸内環境も良好になります。この簡単朝食を続けているうちに、胃が朝食をほしがるようになり、もっとしっかりした朝食を食べることができるようになります。

一方、慢性下痢などで通勤途中にお腹の調子が悪くなる人たちは、20〜30分間早く起きてもらい、家で朝食を食べずに早めに出社してもらいます。仕事場についてから朝食をとってもらうのです。

便秘や下痢はもちろん、健康のためには3度の食事をある程度、決まった時間に食べることが大事です。それを繰り返すことで、腸の働きも規則的になり、決まった時間に排便ができます。消化にかかわる酵素が適度に分泌され、体にきちんと栄養となって吸収されるのです。

なお、下痢の人の朝食は、おにぎりやサンドイッチなど炭水化物が中心のメニューがいいと思います。胃が的確に動き、朝食後にトイレに行って排便ができれば1日、快適に過ごせる確率は高くなるでしょう。

昼食のメニューは選択が難しいところです。コンビニ弁当や外食ばかりしていると、知らないうちに揚げ物を多くとってしまいがちで、食物繊維量は不足します。外食であればイタリア料理のペペロンチーニがおすすめです。アルデンテにゆでたパスタ、ニンニク、トウガラシ、エキストラ・バージン・オリーブオイルと岩塩が入り、比較的ヘルシーだからです。

コンビニへお昼を買いにいくのであれば、おにぎりが一番安全です。それに、デザートとしてリンゴ1個を食べれば、たいていの人がお腹を満たすことができます。

おにぎりは、どこでも売っていますし、意外と飽きないのです。またリンゴ1個を丸ごと食べると約4グラムの食物繊維をとることができるのです。さらに、リンゴは水溶性食物繊維であるペクチンが多く含有されており、食物繊維バランスから考えても効果的なのです。

最後に夕食です。できれば夕食は午後7～8時の間に食べるのが理想です。残業などがありますからなかなか難しいかもしれませんが、これにはわけがあります。腸のぜん動運動に深くかかわる「モチリン」というホルモンがあります。

モチリンは胃や小腸に食物がなくなった時期、つまり空腹期に血中に放出されます。空腹期に血中のモチリン濃度を測定すると、100分間隔で増減を繰り返しているのがわかります。そのピークは胃の前庭部の空腹期収縮と一致するのです。お腹が「グーッ」と鳴ったときに、モチリンは最も多く分泌されているわけですね。

一般的に食事をしてから消化されるまでには2、3時間ほどかかります。夕食が夜7、8時頃であれば、眠る前には食べ物が消化されている状態です。すると夜、眠っている間にモチリンが分泌され、内容物はぜん動運動によって肛門側に移動し、翌朝の朝食を待って排泄されるという順序をたどります。ところが遅く食事をして、眠るまでに消化がすんでいない場合、モチリンの分泌がされません。

このように体には消化・吸収のリズムがありますので、できるだけリズムを崩さない生活を心がけたいものです。

終章

便秘外来、大腸内視鏡検査を受けるなら…

こんなときは便秘外来に行こう

食事療法や生活習慣の改善を行っても腸の働きがよくならない、便秘や停滞腸が改善しない……という場合、便秘外来を受診することをおすすめします。

便秘外来とは専門・特殊外来の1つで、便通異常を専門に扱う外来です。「お通じ外来」と名称をつけている施設もあります。

こうした便秘外来は標榜科（病院や診療所が外部に広告できる診療科名のこと）ではありませんので、看板などで見つけるのは難しく、「どうやって探せばよいのか」という質問を受けることがよくあります。

私の知る範囲内では、消化器内科や肛門科主体の病院やクリニックでこうした外来を行っているところがいくつかありました。肛門科などに直接、問い合わせるのもよい方法かと思います。

ただし、大学病院で便秘外来を持っているところはまずなさそうです。また、一見、便通異常を専門にしているように見える胃腸科や消化器内科においても、実際に慢性便秘や慢性下痢の治療を行っている施設は、必ずしも多いとはいえません。

厳密にいえば、このような科では便秘や下痢を診てはもらえるのですが、それはあくまでも、重篤な病気を発見するための一症状、というとらえかたなのです。つまり、便通異常の背景に大腸がんや大腸ポリープ、あるいは炎症性腸疾患などが潜んでいないかどうかを重要視します。

ですから、例えば便秘の場合、大腸内視鏡で検査を受け、異常が見つからなければ、下剤を投与され、「様子を見てください」で終わってしまうことがほとんどです。大学病院では慢性便秘に対して、食事指導を行う余裕はありません。また、下剤依存症という概念を知らない医師がほとんどであり、安易に下剤を処方してしまうのです。

こうした点を踏まえ、きちんと生活主導をしてくれる専門外来を探していただきたいと思います。

便秘外来のかかり方

きちんと治療をしている便秘外来の場合、予約制をとっていることが多いものです。便通異常、特に便秘や停滞腸、下剤依存症などの治療では、まず、患者さんの訴えについて、時間をかけて聞いていくことがとても重要だからです。

話を聞かなければ便秘の程度や原因を探ることはできません。便秘は腸のどこが障害されているかによって、薬の選択や食事療法の内容も変わってきます。その人に合った治療計画を立てるためにも、話をしっかり聞く必要があるのです。

できれば初診のときは「便通異常の具体的内容」「どのくらいの頻度で排便があるのか?」「下剤は何をどのくらい使っているか?」「便の形状」などを医師に伝えてください。

下痢であれば血が混ざっていないかどうか、腹痛の有無、アルコール摂取の有無なども大事な診断材料です。

女性にとっては便通異常の話をすることは恥ずかしいものでしょう。特に重症の患者さんでは、誰にもつらい症状を話せないまま、数年から10年以上も過ごしてきたケースがよくあります。それだけに医師は患者さんのつらい思いを理解しながら、具体的症状を上手に聞き出さなくてはなりません。

私は初診の患者さんに対して、まず、話の聞き手に徹することにしています。その後、自覚症状の経過や程度の話から始まって、アントラキノン系下剤の服用期間、治療経験の有無、開腹手術の経験の有無、食生活の内容、ライフスタイルの内容などをゆっくりと聞いていきます。ここまでで20分くらいはあっという間に経過してしまいます。

なお、問診の場合、もう1つ大事にしているのは、患者さんのつらさを理解するということです。そのうえで、

「多くの患者さんが同じような悩みを抱えています。あなただけではありませんから心配しないでください」

とお話しすると、みなさん「ホッとした」表情をされます。

まずは、思い切って受診することが大切です。

便秘の裏に重大な病気が潜んでいないかの検査

問診で病気の状態をある程度、推測することは可能です。しかし、便秘や下痢の背景に大腸がんなどの重大な病気があるかどうかを調べるため、便秘外来では、腹部X線（レントゲン）撮影や大腸内視鏡検査を行うのが一般的です。

X線撮影では、腸内にガスや便があるかどうかを調べることができます。大腸内視鏡検

査では、大腸メラノーシスの有無やポリープ、大腸がん、下痢の症状があれば、クローン病や潰瘍性大腸炎といった炎症性腸疾患があるかないかも調べることができます。

また、重症の便秘で苦しいときはその場で浣腸や摘便（便をかき出すこと）などもやります。

検査で私が推奨しているのは、大腸内視鏡検査です。

大腸内視鏡は1・4メートルほどの長さのやわらかいチューブ状の器具。これを肛門から大腸の中へスルスルと入れていきます。チューブの先端には超小型の高性能カメラが取り付けられていて、これで撮影した画像を電気信号にかえてテレビモニター画面に送ります。

医師はモニターに映し出された大腸の中を見ながら、病変がないかどうか、くまなく観察します。映像はもちろんカラーで、近年はハイビジョンの内視鏡が開発されるなど、画像の精度はどんどん進歩しています。

一方で大腸内視鏡は、「苦痛をともなうつらいもの」というイメージがあるようです。しかし、これには誤解の部分が多いといえます。

熟練していない医師が実施すれば、確かに挿入の際の痛みなどはまぬがれません。しかし、多くの患者さんを診た経験豊富な医師（1万件以上の経験がある）が実施する検査ではそのようなことはありません。

また、検査の方法にはいくつかの種類がありますが、私が実施している方法では患者さんに鎮静剤や鎮痛剤を使い、緊張がゆるんでボーッとしている間に検査を行います。ですから、苦痛もなく、あっという間に終わってしまうのです。

もう一点、若い女性の場合、「検査のときに下着を脱がなければならないのでは……」という恥ずかしさで大腸内視鏡検査に二の足を踏んでしまう、という声をよく聞きます。

しかし、この点は医師も看護師も十分に心得ており、おしりの部分に穴が開いている検査着などを着用していただき、恥ずかしい思いをすることなく検査を受けていただけるよう、最大限に配慮しています。最近では女医さんを選ぶことができる施設もあるので、探してみるとよいかもしれません。

また、大腸内視鏡検査を受ける前には腸管内洗浄液や腸管内洗浄用の下剤（約30～50錠を水分とともに服用）を飲んでいただきます。これで腸に残っている便を排出し、腸管内をキレイにします。この洗浄液が大量だということで苦痛を訴える人もいますが、昔に比べ飲む量は格段に減りました。今後はもっと少量ですむようなものが開発されると思います。

「つらい」「恥ずかしいから」という理由で検査を受けずにいたために、重篤な病気を見過ごすことは避けていただきたい。ぜひ、大腸内視鏡検査をすすめられたら、不安な点をなんでも医師に相談してください。それだけで多くの不安は解消されるはずです。

なお、大腸内視鏡検査は特に便通の異常がなくても、大腸がんなど、腸の病気の予防として、健診という形で受けることが可能です。

鎮静剤、鎮痛剤を使う

大腸内視鏡検査の施術の際に鎮静剤や鎮痛剤を使います。これらは不安や痛みををやわらげる作用があります。大腸内視鏡検査が初めての場合、緊張や不安が強い人が多く、快適に治療を受けていただくために欠かせないと考えています。鎮静剤では「ホリゾン®」、鎮痛剤では「オピスタン®」という薬剤を使います。

同じような方法で検査を受けたい場合、施設にこれらの方法で行っているのかどうかを聞くのも一考だと思います。また、よい大腸内視鏡医のポイントとしてはほかに、「医師が1人で行っている」「検査中にパルスオキシメータ（心拍数、血中酸素濃度を観察する機器）を装着している」「検査終了後、寝かせる部屋（回復室）がある」などがあります。

痛くない大腸内視鏡検査の手順

大腸内視鏡を受ける場合の実際のプロセスについて、当院の方法を例にご説明します。

①検査の予約をする

大腸内視鏡検査は、基本的に予約制です。

②検査の前日

検査の前日の食事は、夜9時までにすませ、それ以後は禁止となります。水やお茶は飲んでもかまいません。食事は、うどんや魚など消化のよいものとし、消化のよくない海藻類や野菜、特にきのこ類や山菜類、こんにゃくなどは避けてもらいます。

③就寝前に下剤を飲む

就寝前に、前処置として下剤の一種であるピコスルファートナトリウム（水溶液の下剤）を服用します。便意を感じたらトイレに行くようにします。前日に下剤を服用することで、当日の下剤の服用量を少量ですませることができます。

④検査当日の朝

当日の朝は、食事はとらずに来ていただきます。水、お茶は少量ならとってもかまいません。

⑤腸内洗浄用の下剤を飲む

腸内洗浄のために下剤を水に加えた液体を飲み、排便をしてもらいます。前日、下剤を飲む方法では当日は1・5リットル、当日のみ下剤を飲む方法では2リットルの液体を飲んでいただくことになります。

なお、現在、錠剤タイプの下剤（リン酸二水素ナトリウムと無水リン酸水素二ナトリウムの合剤）約40～50錠を、数回に分けて服用する方法も行われています。この方法なら水分の摂取は、お茶などで1・5～2リットル摂取することになります。

⑥便をすべて出し切る

便をすべて出し切るまで排便してもらいます。固形便が消えて、淡黄色の透明な排液となったら完了です。私のクリニックでは、この後、肛門から入れたゴムの管を通して、腸に0・5～1リットルの微温湯（約39～40℃）を注入し、トイレで排泄ということを2～3回繰り返します。これによって、腸の中は格段にきれいになります。

こうして大腸内を入念に洗浄することで腸内の老廃物が限りなくゼロに近づき、腸内が観察しやすくなります。せっかく勇気を出して内視鏡検査を受けていただいたからには、どんな小さな病変も見逃さないようにする準備が必要であり、そのための洗浄です（洗浄が不十分だと見落としの危険もあります）。

⑦検査着に着替える

肛門の部分に穴のあいた検査用の紙パンツ等をはきます。

⑧検査用ストレッチャーに横になる

左側が下になるように、横向きの姿勢で寝ます。

⑨鎮痛剤、鎮静剤を注射する

患者さんの不安と苦痛をやわらげるために、鎮痛剤、鎮静剤を注射します。なお、鎮痛剤、鎮静剤の投与では、まれに呼吸数の低下という副作用が出ることがあります。このため、呼吸の状態を観察する方法として、パルスオキシメータを装着します。

⑩大腸内視鏡の挿入・観察

患者さんの意識が低下したところで、肛門から内視鏡を挿入し、約10～15分程度で終了します。

⑪ガスの排出

大腸内視鏡を挿入する際、腸の中がよく見えるように空気を入れて大腸をふくらませます。このままですとお腹がはった状態になり、不快感を持つ患者さんもいますので、内視鏡が終わった直後と約1時間後に、肛門からゴムの管を入れてたまったガスを排出します。こうすることで、来院時と同じようにお腹がすっきりした状態で帰ることができます（これは私のクリニックのみで施行しています）。

いかがでしょうか？　大腸内視鏡は現在、大腸がんを早期発見するための唯一、かつ最も確率の高い方法でもあります。具体的には1センチ以下の小さながんが見つけられるようになり、さらにこうした早期のものに限っては内視鏡を使って切除ができるようになったのです。

便通異常のある人はもちろん、大腸がんのリスクが高くなる40歳以上の方などにぜひ、一度は受けていただきたい検査です。

付録　腸ストレスを取り除くトリプトファン・レシピ集

腸と脳を活発にするセロトニンを作り出す素材となるトリプトファンを多くとるためのメニューです。ただし、たくさん食べたからといってセロトニンが特別増加するわけではないので、毎日、何らかの形で意識してとるようにしたいところです。

1　バナナきなこジュース〈コップ1杯分〉

朝の腸の目覚めのためのジュースです。腸を目覚めさせるのに最適な1杯です。

〈材料〉

バナナ　1／2本
きなこ　大さじ1
牛乳　160ml
オリゴ糖かはちみつ　好みで大さじ1／2～1

＊作り方＊

①すべての材料をミキサーにかける。好みでオリゴ糖やハチミツを入れてもOK。
ミキサーがない場合は、フォークなどでバナナをよくつぶして、すべての材料を混ぜる。

2　月見納豆そば〈1杯分〉

お昼にどうぞ。誰でも簡単に作ることができます。

（材料）
そば　1食分
だし　250ml
しょうゆ　小さじ1
納豆　1パック
卵　1コ
細ねぎ　少々

＊作り方＊
①卵を黄身と白身に分け、白身を泡立て器でもったりと7分立てにし、納豆を加えてよく混ぜておく。

②そばは規定通りにゆでて冷水で〆て器に盛り、だしとしょうゆを合わせたものをかける。
③②に①をたっぷりかけ、真ん中に黄身を置き、小口切りに刻んだ細ねぎを散らす。

3　アボカドのチーズ和《あ》え〈2人分〉

ウイークエンドのお昼にどうぞ。ちょっとわさびが効いていますが、オリーブオイルの苦手な人にはよく、腸を心地よく動かしてくれます。

〈材料〉

アボカド　1コ
わさび　少々
しょうゆ　小さじ1
カッテージチーズ　70g
オリーブオイル　小さじ1
塩　少々

＊作り方＊

①アボカドは種と皮を取り除いて一口大に切り、しょうゆとわさびを溶いたものと和える。

②ボウルでカッテージチーズにオリーブオイルと塩を練り混ぜ、①を加えてさっくりと和える。

4　豚肉とほうれんそうの炒め物〈2人分〉

ボリュームたっぷりで夕食向きです。あっさりしておいしいメニューです。

〈材料〉

豚もも薄切り肉　140g
ほうれんそう　1／2束
ニンニク　1片
唐辛子　1本
オリーブオイル　小さじ1
塩コショウ　少々

＊作り方＊

①フライパンに芯を取り除いてつぶしたニンニクと種を除いた唐辛子を入れ、オリーブオイルをふりかけて弱火にかける。

②ニンニクがきつね色になってきたら、ニンニクと唐辛子を取り出し、中火で豚もも薄切り肉を炒める。2、3分したら4㎝幅のざく切りにしたほうれんそうを加えて火を通し、塩コショウで調味。

5 マグロのユッケ〈2人分〉

さっぱり味でおいしく食べられます。くるみが隠し味となっており、これで食物繊維もとれるのです。

(材料)

刺身用マグロ　160g
しょうゆ　小さじ2
砂糖　小さじ1／2
ニンニク　1片
コチュジャン　小さじ1
ごま油　小さじ2
くるみ　5粒

卵黄　1コ
細ねぎ　少々

＊作り方＊

①ボウルでしょうゆ、砂糖、すりおろしたニンニク、コチュジャンをよく混ぜ、そこに粗いみじん切りにした刺身用マグロと細かく砕いたくるみを加えて全体を和える。
②器に盛って、中央をへこませたところに卵黄を入れ、小口切りにした細ねぎを散らす。

6　鮭の豆乳汁〈大きな椀2人分〉

魚が苦手な人にもおいしく食べられます。

〈材料〉

鮭の切り身　2切れ
ほうれんそう　1／4束
舞茸　1／2パック
だし　300ml
味噌　大さじ1

酒　50ml
砂糖　小さじ1／2
豆乳　120ml
すりごま　小さじ2

＊作り方＊

①鍋にだしを入れて中火にかけ、酒で溶いた味噌、砂糖を加えてあたためる。
②①に鮭の切り身、3cm幅に切ったほうれんそう、手で食べやすく裂いた舞茸を加えて煮込み、火が通ったら豆乳を加えて一煮立ち。
③器に盛って、すりごまをかける。

7　枝豆ポタージュ〈スープボウル2杯分〉

季節限定ですが、朝食向きの一品です。

（材料）

枝豆　豆だけ100g
絹ごし豆腐　1／2丁

水　60ml
コンソメ（顆粒）　2g
牛乳　100ml
塩コショウ　少々

＊作り方＊

①ゆでた枝豆と豆腐、水をミキサーにかけて、なめらかにする。
②①を鍋に入れ、牛乳と顆粒のコンソメを加えたら弱火であたためる。塩コショウで調味。

8　わかめと豆腐の梅サラダ〈2人分〉

夕食の付け合わせに向いてます。

（材料）

塩蔵わかめ　30g
豆腐　1丁
貝割れ大根かスプラウト　1/2パック
梅干し　2コ

しょうゆ　大さじ1
米酢　大さじ1
だし　大さじ3

＊作り方＊

①塩蔵のわかめはたっぷりの水で戻してから適当な大きさに切り、豆腐は2㎝角に、貝割れ大根は根の部分を切り落としておく。

②小さな器にたたいた梅干し、しょうゆ、米酢、だしを入れてよく混ぜ、①を盛り合わせた上からかける。

9　凍《し》み豆腐とツナの卵とじ〈2人分〉

夕食の一品としてもおいしく食べられます。

(材料)
凍み豆腐　2コ
水菜　1／4束
ツナ缶　1コ

だし汁　160ml
しょうゆ　小さじ1
みりん　小さじ1
酒　小さじ1
卵　2コ

＊作り方＊

①凍み豆腐はたっぷりの水で戻し、ぎゅっと絞って1cm幅に切っておく。水菜は3cm幅に切る。
②鍋にだし、しょうゆ、みりん、酒を入れて中火にかけ、凍み豆腐と水菜、ツナを加えて軽く煮る。
③溶き卵をまわし入れて火を消し、ふたをして余熱で蒸らす。

10　タラコ餡《あん》の温奴《おんやっこ》〈2人分〉

夕食の一品として簡単にできておいしいです。大豆リッチの内容です。

（材料）

絹ごし豆腐　1丁
タラコ　大1／2腹
だし汁　160ml
豆乳　100ml
しょうゆ　小さじ1
みりん　小さじ1
水溶き片栗粉　水大さじ1+片栗粉小さじ2
バター　5g
海苔　適宜
＊作り方＊
①鍋にだし汁、豆乳、しょうゆ、みりんを入れて中火にかけ、タラコを入れてほぐしたら、水溶き片栗粉を加えて弱火でとろみをつける。火を止めたらバターを入れて余熱で溶かす。
②あたためた絹ごし豆腐を器に盛り、①の餡をたっぷりかけたら、ちぎった海苔を乗せる。

おわりに

腸と脳はものすごく関連があり、腸を上手にコントロールすることで、脳も快適になり、日々過ごしやすくなることが理解していただければと思います。なお、この場を借りて、この本作りに協力していただいた狩生聖子氏、横塚美穂氏、編集を担当していただいた中野和彦編集長に心から御礼申しあげます。

2010年12月2日

松生恒夫

青春新書
INTELLIGENCE

こころ涌き立つ「知」の冒険

いまを生きる

"青春新書"は昭和三一年に――若い日に常にあなたの心の友として、その糧となり実になる多様な知恵が、生きる指標として勇気と力になり、すぐに役立つ――をモットーに創刊された。

そして昭和三八年、新しい時代の気運の中で、新書"プレイブックス"にその役目のバトンを渡した。「人生を自由自在に活動《プレイ》する」のキャッチコピーのもと――すべてのうっ積を吹きとばし、自由闊達な活動力を培養し、勇気と自信を生み出す最も楽しいシリーズ――となった。

いまや、私たちはバブル経済崩壊後の混沌とした価値観のただ中にいる。その価値観は常に未曾有の変貌を見せ、社会は少子高齢化し、地球規模の環境問題等は解決の兆しを見せない。私たちはあらゆる不安と懐疑に対峙している。

本シリーズ"青春新書インテリジェンス"はまさに、この時代の欲求によってプレイブックスから分化・刊行された。それは即ち、「心の中に自らの青春の輝きを失わない旺盛な知力、活力への欲求」に他ならない。応えるべきキャッチコピーは「こころ涌き立つ"知"の冒険」である。

予測のつかない時代にあって、一人ひとりの足元を照らし出すシリーズでありたいと願う。青春出版社は本年創業五〇周年を迎えた。これはひとえに長年に亘る多くの読者の熱いご支持の賜物である。社員一同深く感謝し、より一層世の中に希望と勇気の明るい光を放つ書籍を出版すべく、鋭意志すものである。

平成一七年

刊行者　小澤源太郎

著者紹介
松生恒夫〈まついけ　つねお〉
1955年東京生まれ。松生クリニック院長。医学博士。東京慈恵会医科大学卒業。同大学第三病院内科助手、松島病院大腸肛門病センター診療部長などを経て、2004年、東京都立川市に松生クリニックを開業。現在までに3万件以上の大腸内視鏡検査を行ってきた第一人者で、地中海式食生活、漢方療法、音楽療法などを診療に取り入れ、効果を上げている。
著書に『40歳からの腸内改造』(筑摩書房)、『冷やさない「腸」健康法』(講談社)、『毒出しジュースダイエット』(マキノ出版)など多数。
「松生クリニック」http://matsuikeclinic.com/

「腸《ちょう》ストレス」を取《と》り去《さ》る習慣《しゅうかん》　青春新書 INTELLIGENCE

2011年1月15日　第1刷
2011年2月5日　第2刷

著者　松《まつ》生《いけ》恒《つね》夫《お》

発行者　小澤源太郎

責任編集　株式会社プライム涌光
電話　編集部　03(3203)2850

発行所　東京都新宿区若松町12番1号 〒162-0056　株式会社青春出版社
電話　営業部　03(3207)1916　振替番号　00190-7-98602

印刷・図書印刷　製本・ナショナル製本

ISBN978-4-413-04300-7